SIMONE FISCHER
WOLFGANG LINK

DIE ANTI-BAUCHFETT-HAFERKUR

Gesund abnehmen
Fettleber und Diabetes bekämpfen
Mit 7-Tage-Programm

SIMONE FISCHER
WOLFGANG LINK

DIE ANTI-BAUCHFETT-HAFERKUR

Gesund abnehmen
Fettleber und Diabetes bekämpfen
Mit 7-Tage-Programm

Orbisana
GESUNDHEITSWELT

Inhalt

Hafer – ein Allrounder für die Gesundheit und die Figur

Hafer gehört zu den nährstoffreichsten und gesündesten Getreidesorten der Welt. Dieses Multitalent ist nicht nur eine hervorragende Quelle für wichtige Vitamine, Mineralstoffe, Eiweiß und Ballaststoffe, sondern enthält auch wertvolle Inhaltsstoffe wie Antioxidantien, weitere sekundäre Pflanzenstoffe und das enorm gesundheitsfördernde Beta-Glucan.

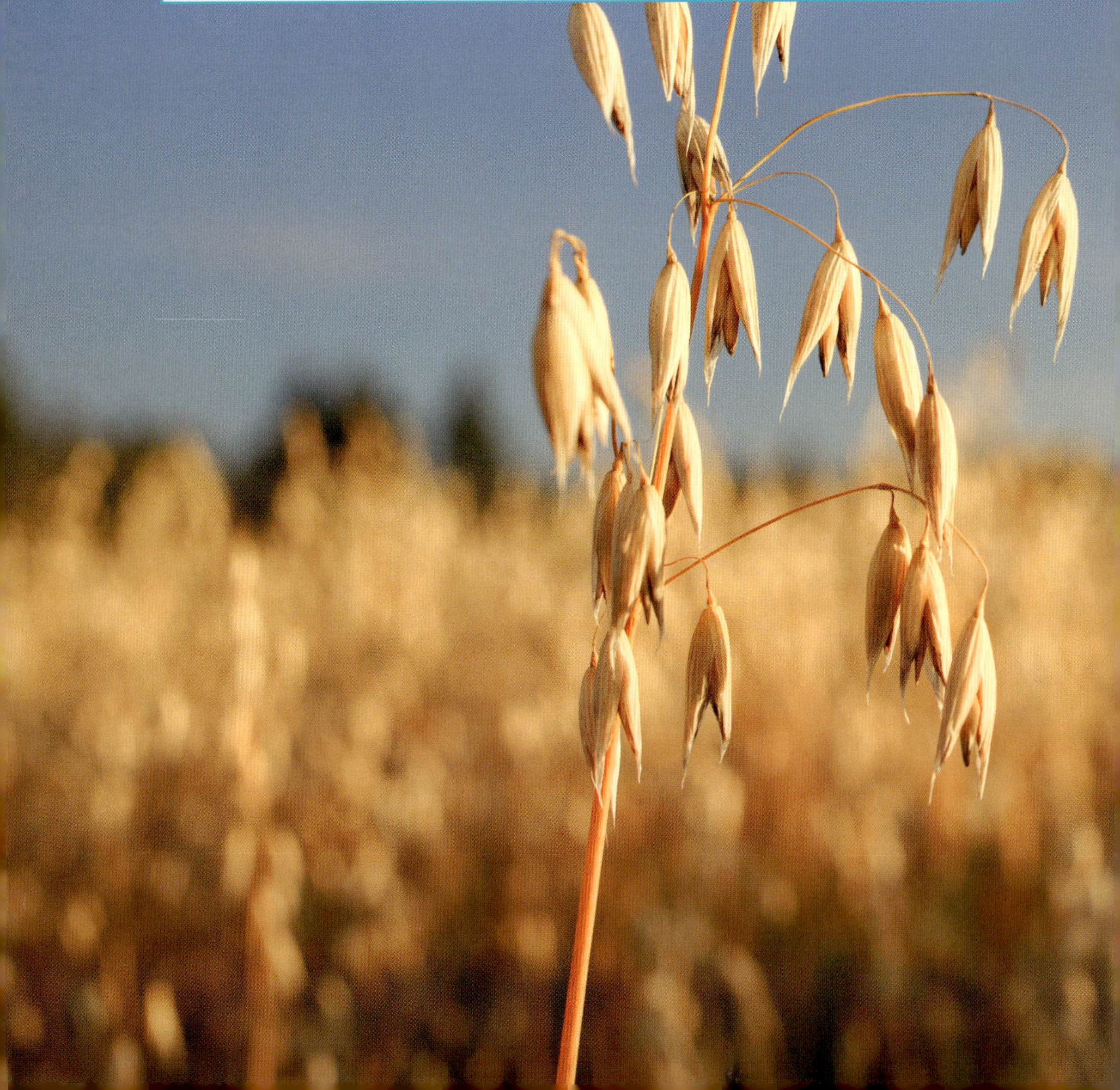

Was ist Hafer?

Hafer, dessen wissenschaftlicher Name *Avena sativa* lautet, ist eine Getreideart, die zur Gattung der Süßgräser *(Poaceae)* gehört. Hafer wird sowohl in Deutschland als auch in vielen anderen Ländern unserer Breitengrade in Europa, Nordamerika und Asien bereits seit Jahrhunderten angebaut, weil er zum einen kaum Ansprüche an den Boden stellt und auch auf kargen Böden und in Regionen mit hohen Niederschlägen wächst und zum anderen in der Fruchtfolge zur Regeneration des Bodens beiträgt. Außerdem ist Hafer ein enorm gesundes Getreide und daher für den Menschen besonders wertvoll.

Die Produktvielfalt des Hafers

Der Hafer, der bei uns auf dem Tisch und in den Tellern landet, ist immer ein Vollkornprodukt, denn er wird aus den Randschichten und dem Inneren des Haferkorns, dem Mehlkeim, gewonnen. Das ist deswegen wichtig, weil in den Randschichten und dem Keim die wertvollen Inhaltsstoffe des Hafers stecken, also die Ballaststoffe, Vitamine und Mineralstoffe.

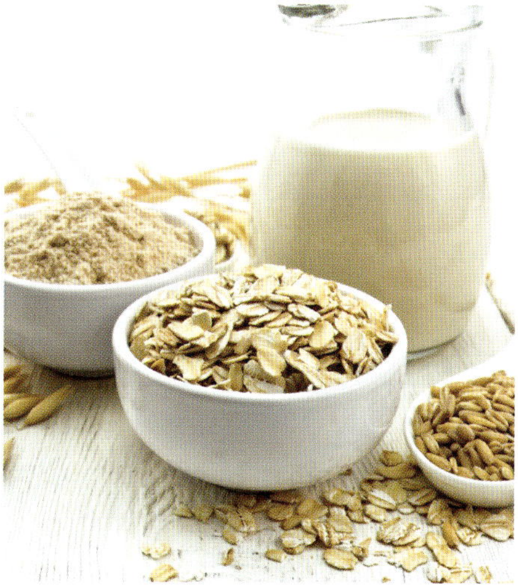

Hafer gibt es in den vielfältigsten Formen zu kaufen:

→ **Haferkerne:** Die ganzen Haferkerne werden vor dem Verkauf entspelzt, also geschält, danach mit Wärme behandelt, gedämpft und wieder getrocknet. Beim sogenannten Darren werden die Kerne auf 80 bis 100 °C erwärmt. Dies sorgt für die längere Haltbarkeit des Hafers, weil Enzyme deaktiviert werden, die einen Fettverderb verursachen. Durch die Wärmebehandlung wird außerdem die Haferstärke aufgeschlossen, wodurch Haferprodukte bekömmlicher und besser verdaubar werden. Zudem bildet sich durch das Darren der unvergleichbar leckere Geschmack und das typische nussartige Aroma des Hafers. Haferkerne werden gerne zum Brotbacken, zum selbst Schroten und für Frischkornbrei verwendet. Die ganzen Körner schmecken auch gekocht als Beilage, als Einlage in Suppen und Eintöpfen, in Aufläufen, Bratlingen und im Salat. Zudem kann man aus den Kernen Hafersprossen ziehen.

→ **Hafergrütze:** Für Hafergrütze werden die ganzen Haferkerne in kleinere Stücke geschnitten. Hafergrütze wird für Suppen, Eintöpfe, Brei, Aufläufe verwendet, kann aber auch ähnlich wie Reis, Milchreis und Risotto als Beilage zubereitet werden.

→ **Haferkleie:** Haferkleie wird aus den Randschichten und dem Keim des Haferkerns grob gemahlen. Weil sie aus diesen nährstoffreichen Kernbestandteilen besteht, hat die Kleie einen besonders hohen Vitamin- und Mineralstoffgehalt und ist sehr reich an Ballaststoffen. Haferkleie wird gerne als Zutat für Backwaren verwendet, außerdem im Haferbrei oder Müsli oder in Joghurt oder Quark, in Smoothies und beim Kochen beispielsweise für Puffer und Bratlinge.

→ **Kernige Haferflocken:** Auch bekannt als Großblatt-Haferflocken. Diese großen, eher festen Haferflocken werden aus ganzen Haferkernen hergestellt. Dazu werden die Kerne zu Flocken ausgewalzt. Kernige Haferflocken haben richtig Biss und quellen nicht so schnell auf wie zarte Haferflocken. Sie werden sehr gerne für ein etwas kernigeres Müsli verwendet, in Milch, Joghurt oder Quark. Beim Kochen kommen sie gerne als Panade oder Kruste in Aufläufen zum Einsatz, beim Backen setzt man sie oft in Streuseln, Keksen, Müsliriegeln und bei Brot und Brötchen ein.

→ **Zarte Haferflocken:** Manchmal auch blütenzarte Haferflocken oder Kleinblattflocken genannt. Zarte Haferflocken werden nicht aus dem ganzen Kern, sondern aus der Hafergrütze gewalzt. Dies sind die klassischen Flocken, die im Porridge und Haferbrei zum Einsatz kommen und natürlich auch im Müsli, Joghurt, Quark und Smoothies. Sie werden auch gerne als Zutat für Brot und Brötchen, Hafer- oder Müsliriegel oder Kekse verwendet.

→ **Lösliche Haferflocken:** Auch Instant-Haferflocken oder zartschmelzende Haferflocken genannt. Lösliche Haferflocken sind hauchdünne Flocken, die aus Haferkleie oder Hafermehl ausgewalzt werden. Sie sind besonders zart und, wie der Name schon sagt, leicht löslich, sodass sie sich sowohl in warmen wie auch in kalten Flüssigkeiten auflösen. Daher werden sie gerne für Smoothies, Suppen, Soßen oder für Brei verwendet. Beim Backen werden sie oft für Kuchen- und Brotteige und für feinere Plätzchen eingesetzt.

→ **Hafermehl:** Für Hafermehl werden Haferflocken oder Hafergrütze zu Mehl gemahlen. Hafermehl kann man im Handel erwerben, aber auch leicht selbst herstellen (s. Rezept auf S. 56). Hafermehl wird gerne zum Backen von Keksen, anderen süßen Gebäcken und Brot verwendet. Auch als Mehlschwitze (s. Rezept auf S. 56) und zum Andicken von Suppen und Soßen kann es eingesetzt werden. Wer Weizenmehl durch Hafermehl beim Backen ersetzen möchte, kann als Faustregel nehmen, dass nur drei Viertel der ursprünglichen Menge benötigt werden. Hierbei ist allerdings zu beachten, dass Hafermehl nicht so gut klebt wie andere Mehlsorten, weil ihm die dazu nötige Menge an Gluten fehlt. Daher wird es beim Backen oft mit anderen Mehlsorten gemischt.

→ **Hafer-Cerealien:** Im Handel sind mittlerweile zahlreiche fertige Cerealien mit Hafer erhältlich, angefangen mit fertigen Porridge-Mischungen über Müsli- und Granola-Mischungen oder sogenanntes Hafer-Crunchy. Daneben gibt es Produkte wie Haferfleks, Knusper-Hafer und weitere Cerealien. Aber Achtung: Oft verstecken sich in diesen Fertigprodukten viele Zusatzstoffe und vor allem viel Zucker, weshalb es ratsam ist, lieber selbst das Porridge zu kochen und auch das Granola selbst herzustellen (s. Rezept auf S. 111).

→ **Haferdrink:** Haferdrink wird häufig auch als Hafermilch bezeichnet. Diese »Pflanzenmilch« ist eine wunderbare Alternative zu Kuhmilch, vor allem für Menschen, die eine Laktoseunverträglichkeit haben. Aber auch, wer sich vegan ernährt oder weniger tierische Lebensmittel verzehren möchte, profitiert vom Haferdrink. Natürlich kann man ihn auch einfach genießen, weil er lecker ist. Haferdrinks sind im Handel pur, gesüßt und mit Geschmackszugaben erhältlich. Haferdrink wird aus Haferflocken oder gemahlenen Haferkernen und Wasser hergestellt, die Handelsware danach häufig mit weiteren Zutaten abgeschmeckt und für die Haltbarkeit ultrahocherhitzt. Man kann ihn aber auch sehr leicht selbst herstellen (s. Rezept auf S. 57), was den Vorteil hat, dass es zum einen kostengünstiger ist, zum anderen schnell und einfach geht und man zudem genau weiß, welche Inhaltsstoffe enthalten sind. Haferdrinks sind beliebte Bestandteile für Smoothies, Porridge, herzhaften Haferbrei, Suppen und Soßen.

→ **Hafersahne:** Hafersahne ist ein ähnliches Produkt wie der Haferdrink, bei dem zusätzlich zu Haferflocken oder gemahlenen Haferkernen und Wasser noch Öl hinzugefügt wird. Sie ist eine wunderbare Alternative zur tierischen Sahne für die vegane Ernährung und kann sehr gut beim Kochen in Suppen und Soßen oder auch für Süßspeisen eingesetzt werden. Zu beachten ist allerdings, dass sie sich nicht so gut wie Schlagsahne aufschlagen lässt. Hafersahne ist unter verschiedenen Bezeichnungen, wie Hafersahne, Hafercreme oder Hafer Cuisine, im Handel erhältlich. Genau wie beim Haferdrink lässt sie sich aber auch sehr leicht selbst herstellen (s. Rezept auf S. 58).

Hafer ist also eindeutig ein enorm vielseitiges Lebensmittel, das es in verschiedensten Formen gibt und das Sie für ganz unterschiedliche Gerichte einsetzen können. Hafer ist aber nicht nur sehr vielfältig, sondern schmeckt vor allem sehr gut, weshalb eine Ernährungsform mit vielen Haferprodukten sehr köstlich ist. Noch viel wichtiger ist allerdings, dass Hafer enorm gesund ist und über ganz viele »Superkräfte« verfügt, die sich positiv auf unsere Gesundheit und unser Wohlbefinden auswirken

Die Inhaltsstoffe des Hafers

Das Gute am Hafer ist das Gute im Hafer, denn Hafer ist eine der nährstoffreichsten Getreidearten und enthält viele für den Menschen wichtige Nährstoffe. Dieses »Superfood« ist ein Vollkornprodukt und besteht aus komplexen, langkettigen Kohlenhydraten, die lange sättigen und nur langsam resorbiert werden und somit auch den Blutzuckerspiegel nach dem Essen nur langsam ansteigen lassen. Hafer enthält knapp 59 % Kohlenhydrate, 13,5 % pflanzliches Eiweiß, 10 % Ballaststoffe, darunter 4,5 % Beta-Glucan, 7 % Fett und ist sehr reich an Vitaminen und Mineralstoffen.

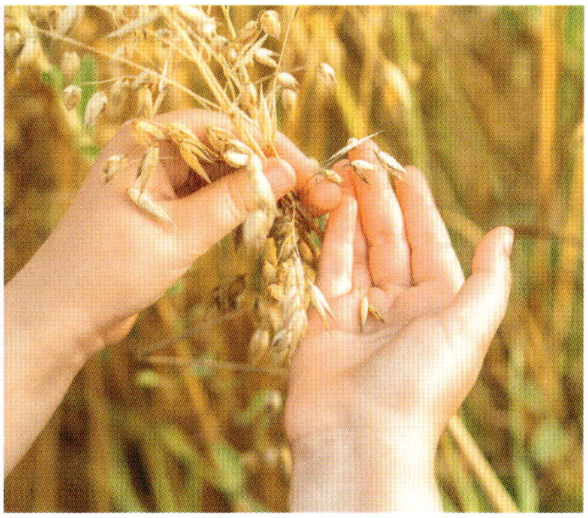

Vitamine, Mineralstoffe und Spurenelemente

In Hafer stecken zahlreiche wichtige Vitamine und Mineralstoffe. Vitamine sind lebenswichtige Nährstoffe, die der Mensch bis auf wenige Ausnahmen entweder gar nicht oder nicht in ausreichender Menge selbst bilden kann. Vitamine erfüllen im menschlichen Körper zahlreiche wichtige Funktionen, wie die Stärkung des Immunsystems und der körpereigenen Abwehr, die Regulation des Stoffwechsels, die Nährstoffaufnahme und -verarbeitung etc. Da wir Vitamine – bis auf geringe Mengen Vitamin D – nicht selbst herstellen können, werden sie mit der Nahrung zugeführt, und Hafer ist hier für manche ein optimaler Lieferant. Mineralstoffe benötigen wir für die verschiedensten Aufgaben unseres Körpers, wie beispielsweise für das optimale Funktionieren

Nährwerte von Haferflocken pro 100 g	
Energie kJ	1.538
Energie kcal	368
Kohlenhydrate	58,7
davon Zucker	0,7
Fett	7
dav. gesättigte Fettsäuren	1,2
dav. einfach ungesättigte Fettsäuren	2,8
dav. mehrfach ungesättigte Fettsäuren	2,5
Cholesterin	0
Eiweiß	13,5
Ballaststoffe	10
davon Beta-Glucan	4,5

Bei den Angaben zu den Nährwerten und dem Gehalt an Vitaminen und Mineralstoffen ist zu beachten, dass Hafer ein Naturprodukt ist, das natürlichen Schwankungen unterliegt. Daher können diese Angaben keine absoluten Angaben sein und können im Einzelfall leicht abweichen.

Vitamine und Mineralstoffe von Haferflocken pro 100 g			
Vitamine		**Mineralstoffe**	
Vitamin B1 (Thiamin)	0,59 mg	Kalium	400 mg
Vitamin B2 (Riboflavin)	0,15 mg	Kalzium	45 mg
Vitamin B5 (Pantothensäure)	1,10 mg	Magnesium	130 mg
Vitamin B6 (Pyridoxin)	0,16 mg	Natrium	5 mg
Vitamin B7 (Biotin)	20 µg	Phosphor	430 mg
Vitamin B9 (Folsäure)	87 µg	**Spurenelemente**	
Vitamin E (Tocopherole)	1,5 mg	Eisen	5,8 mg
Vitamin K (Phyllochinon)	63 µg	Kupfer	0,53 mg
		Mangan	4,5 mg
		Zink	4,3 mg

des Stoffwechsels, für die Fortpflanzung oder die Zellteilung und für den Knochenaufbau. Sie sind also lebensnotwenig für uns, obwohl wir sie nicht selbst produzieren.

Eiweiß

Hafer hat mit 13,5 % einen hohen Gehalt an Eiweiß und zählt damit zu den eiweißreichsten pflanzlichen Lebensmitteln. Die Proteine des Hafers setzen sich überwiegend aus essenziellen Aminosäuren zusammen. Das sind Proteinbausteine, die vom Körper nicht selbst gebildet werden können und die daher über die Nahrung zugeführt werden müssen. Hafer enthält acht essenzielle Aminosäuren, darunter Leucin, Lysin, Isoleucin und Valin, die an vielen Prozessen im Körper beteiligt sind. Dazu gehört der Aufbau von Zellen und Geweben, wie Muskeln, Organen, Blut, Knochen, Haut, Haaren und Nägel. Zudem spielen Proteine eine wichtige Rolle im Stoffwechsel, sind wichtig für ein funktionierendes Immunsystem und können beim Abnehmen helfen.

Ein weiterer wichtiger Aspekt ist, dass pflanzliches Eiweiß vom Körper in der Regel schlechter verwertet werden kann als tierisches Eiweiß – das gilt allerdings für Hafer nicht. Das Eiweiß im Hafer besitzt nämlich eine sehr hohe biologische

Wertigkeit und kann zu sehr großen Teilen in körpereigenes Eiweiß umgewandelt werden. Somit ist Hafer vor allem für Vegetarier und Veganer eine wichtige und wertvolle Proteinquelle.

Fettsäuren

Hafer enthält 7 % Fett, wobei die Fettstoffe des Hafers zu ungefähr 75 % hochwertige ungesättigte Fettsäuren enthalten, allen voran Linolsäure, Omega-6, und Ölsäure, Omega-9. Diese ungesättigten Fettsäuren haben eine regulierende Wirkung auf den Cholesterin- und den Blutfettspiegel. Die Fettsäuren sind außerdem für die Aufnahme fettlöslicher Vitamine notwendig und auch damit unverzichtbar für den menschlichen Organismus.

Kohlenhydrate

Mit knapp 59 % sind Kohlenhydrate im Hafer enthalten – wichtig hierbei ist, dass es sich um komplexe, langkettige Kohlenhydrate handelt. Langkettige Kohlenhydrate können nicht sofort vom Körper in Glukose umgewandelt und müssen im Verdauungstrakt aufgespalten werden. Diese Aufspaltung dauert bei den langkettigen Kohlenhydraten länger als bei kurzkettigen Kohlenhydraten, die vom Körper sehr zügig verdaut werden. Aus diesem Grund sättigen komplexe Kohlenhydrate lange, beugen Heißhunger vor und halten den Blutzuckerspiegel konstant. Zudem liefern sie länger anhaltende Energie und sind somit optimal für unsere körperliche Leistung und auch für unsere geistige Fitness geeignet.

Ballaststoffe

Hafer ist eine ausgezeichnete Quelle für Ballaststoffe, da er 10 % wasserlösliche und unlösliche Ballaststoffe enthält. Ballaststoffe sind die Zellfasern der Pflanzen und werden sozusagen unverdaut durch den menschlichen Darm geschleust. Sie sind wichtig für den gesamten Stoffwechsel, binden Gallensäure, fördern die Verdauung und dämpfen den Hunger. Zudem senken sie die Blutfettwerte und haben dadurch positiven Einfluss auf das Herz-Kreislauf-System.

Zusätzlich zu den Ballaststoffen, die auch in anderen Getreidesorten vorhanden sind, enthält Hafer Beta-Glucan (s. Abschnitt weiter hinten) – dies ist ein wasserlöslicher Ballaststoff, der vor allem in den Zellwänden von Getreide vorkommt.

Gluten

Hafer enthält nur wenig Klebereiweiß Gluten, was vor allem für Zöliakiepatienten wichtig ist. Oftmals wird Hafer sogar als glutenfrei bezeichnet, da sich die Eiweißstruktur des Hafers von der von Weizen, Roggen, Dinkel und Gerste unterscheidet. Außerdem enthält Hafer weit weniger Gluten als andere Getreidearten, und das im Hafer enthaltene Gluten namens Avenin ist – im Gegensatz zu Gliadin in Weizen – auch für Zöliakiekranke verträglich. Daher ist Hafer sogar von der Deutschen Zöliakiegesellschaft (DZG) für die glutenfreie Ernährung zugelassen.

Da Haferflocken und andere Haferprodukte aber manchmal mit Weizen und anderem Getreide kontaminiert sind, ist es für Menschen mit einer Glutenunverträglichkeit sinnvoll, beim Kauf darauf zu achten, ob »glutenfrei« auf der Packung steht. Bei diesen Produkten wird beim Anbau, der Ernte, der Lagerung und der Verarbeitung gezielt darauf geachtet, dass der Hafer nicht mit anderen Getreidesorten vermischt wird, und der Glutengehalt wird gründlich kontrolliert.

Antioxidantien

Hafer ist reich an Antioxidantien, die den menschlichen Körper vor freien Radikalen und oxidativem Stress schützen, der Zellschäden hervorruft. Somit beugen sie der vorzeitigen Hautalterung, vielen Herz-Kreislauf-Erkrankungen und einigen Krebsarten vor.

Dabei sticht vor allem das einzigartige im Hafer enthaltenen Antioxidans namens Avenanthramid hervor. Avenanthramid kann unterstützend bei der Senkung des Blutdrucks wirken und Gefäßverengung verhindern, indem es die Produktion von Stickoxid erhöht. Stickoxid sorgt dafür, dass die Blutgefäße erweitert werden und verbessert dadurch die Durchblutung. Avenanthramid unterbindet auch die

Oxidation des LDL-Cholesterins und verhindert damit schädigende Ablagerungen in den Blutgefäßen. Avenanthramid vermindert außerdem vor allem bei neurodermitischer Haut Juckreiz und Rötungen und beruhigt die Haut. Zudem wirkt Avenanthramid entzündungshemmend und fördert damit die Wundheilung.

Weitere sekundäre Pflanzenstoffe

Hafer ist reich an den sekundären Pflanzenstoffen Saponine und Flavonoide. Flavonoide haben antioxidative, blutdrucksenkende, entzündungshemmende und antibiotische Eigenschaften. Saponine haben eine antikanzerogene sowie immunmodulierende und antibiotische Wirkung. Zudem können die Saponine aus dem Hafer den Blutzucker senken und die Insulinsekretion erhöhen. Wissenschaftlich belegt ist ihre die Fähigkeit, Cholesterin zu binden und damit den Cholesterinspiegel im Blut zu senken.

Beta-Glucan

Einer der wertvollsten Inhaltsstoffe im Hafer ist Beta-Glucan (β-Glucan). Dieser Ballaststoff ist mit 4,5 % in Hafer enthalten. In Haferkleie ist sogar noch mehr enthalten, hier können bis zu 8 g Beta-Glucan auf 100 g stecken. Dieser ganz besondere Inhaltsstoff macht den Hafer so enorm wertvoll, weil er mit der Flüssigkeit aus der Nahrung im Magen aufquellt, eine zähflüssige Konsistenz bekommt und damit die Magen- und Darmschleimhaut beruhigt und schützt. Die Erhöhung der Viskosität des Nahrungsbreis im Magen und Darm durch Beta-Glucan führt außerdem dazu, dass der Abbau von Nährstoffen im Dünndarm gemächlicher vonstatten geht. Weil die Nährstoffe vom Körper nun langsamer aufgenommen werden, steigt der Blutzuckerspiegel nur langsam an und es wird weniger Insulin freigesetzt – dies ist vor allem für Typ-2-Diabetiker wichtig.

Dadurch, dass Magen und Darm dank des Aufquellens des Ballaststoffs Beta-Glucan langsamer entleert werden und die Nahrung somit länger im Magen bleibt, wird das Sättigungsgefühl erhöht und der Appetit gezügelt. Dies ist für ein effektives Gewichtsmanagement enorm hilfreich.

Das erhöhte Volumen des Nahrungsbreis regt zudem die Darmbewegung an, erhöht das Stuhlvolumen und sorgt für eine gute Verdauung. Beta-Glucan dient außerdem den probiotischen Darmbakterien als Energiequelle und regt deren Wachstum an. Die Darmbakterien stellen daraus kurzkettige Fettsäuren her, die als Nährstoff für die Darmwandzellen dienen und den Erhalt einer natürlichen Darmflora bewirken.

Zusätzlich dazu gilt Beta-Glucan als einer der effektivsten natürlichen Immunmodulatoren, weil es die Makrophagen, also die Fresszellen, in der Dünndarmwand aktiviert. Die Makrophagen beseitigen eindringende, schädliche Bakterien und setzen Stoffe frei, mit deren Hilfe sie mit anderen Immunzellen kommunizieren. Dadurch werden das Immunsystem und die dazugehörigen Immunzellen zu Aktivität stimuliert, wodurch wiederum die Abwehrkräfte des Körpers gestärkt werden und das Immunsystem optimal Krankheitserreger abwehren kann.

Zudem bindet Beta-Glucan Gallensäure im Darm und fördert deren Ausscheidung. In dieser Gallenflüssigkeit ist Cholesterin enthalten, sodass das Cholesterin ausgeschieden wird, statt in den Blutkreislauf zu gelangen. Der Körper muss nun mithilfe von Cholesterin neue Gallensäure bilden, sodass Beta-Glucan erheblich dazu beiträgt, den Cholesterinspiegel zu senken – dies gilt für das Gesamt- und LDL-Cholesterin. Dank Hafer können wir unseren Cholesterinspiegel also auf einem gesunden Niveau halten und somit das Risiko für Herzerkrankungen senken.

Beta-Glucan findet auch in der Wissenschaft Anerkennung. Laut der Europäischen Behörde für Lebensmittelsicherheit (EFSA) trägt es zur Aufrechterhaltung eines normalen Cholesterinspiegels im Blut bei, und die Aufnahme von Beta-Glucan aus Hafer als Bestandteil einer Mahlzeit trägt dazu bei, dass der Blutzuckerspiegel nach der Mahlzeit weniger stark ansteigt.

Gesund mit Hafer

In Hafer stecken jede Menge Superkräfte, die sich positiv auf die Gesundheit auswirken. Wer regelmäßig Haferprodukte in seine Ernährung einbezieht, profitiert daher von den gesundheitlichen Vorteilen dieses Powerkorns, wie der positiven Wirkung auf den Cholesterinspiegel und den Blutzucker. Hafer ist zudem wirksam gegen eine Fettleber, hilfreich bei Diabetes und kann nicht zuletzt bei der Gewichtskontrolle und -abnahme helfen.

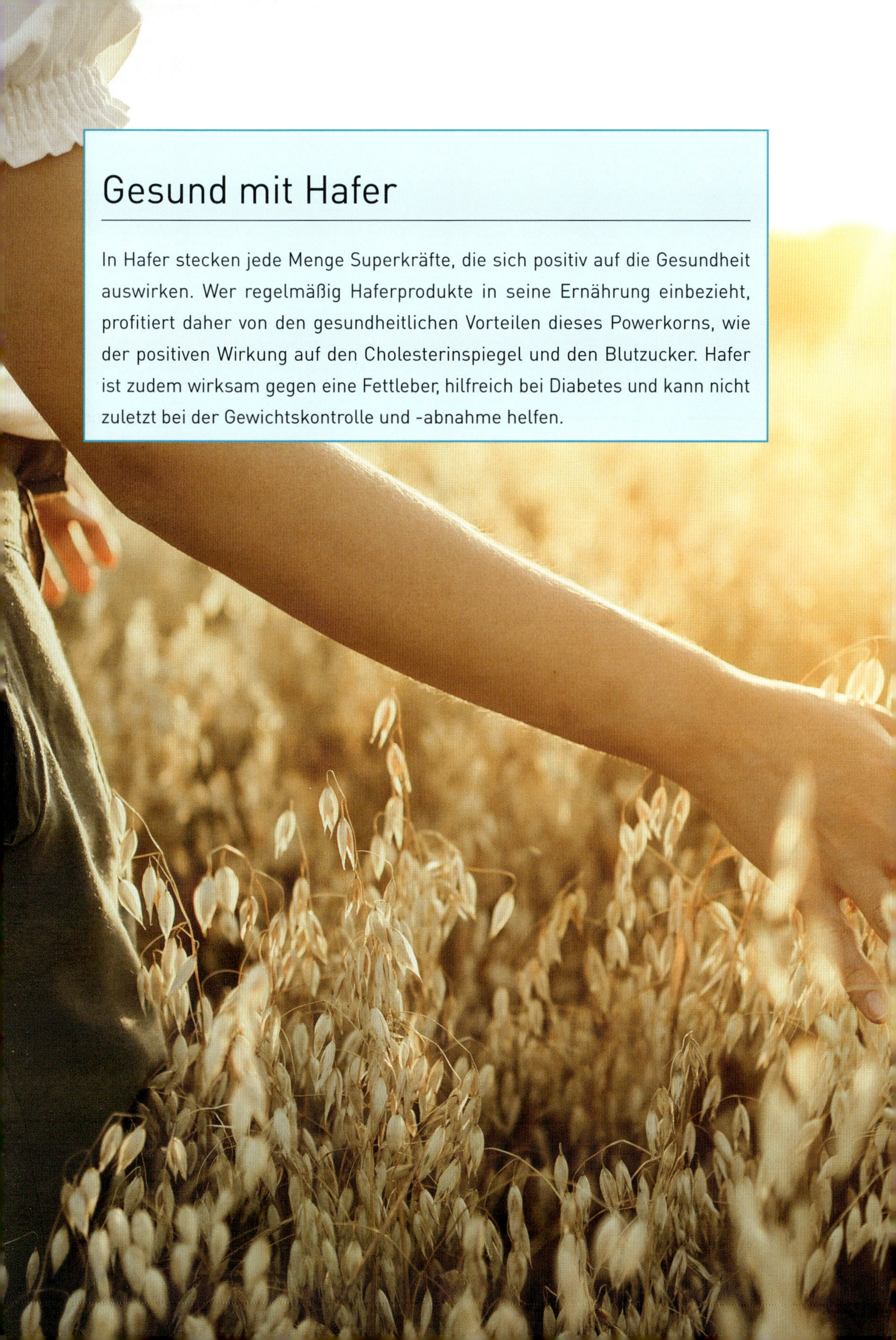

Wenn es um unsere Gesundheit geht, hat Hafer enorm viel zu bieten. Das Powerkorn ist schon allein wegen seiner Nährstoffbilanz aus reichlich Ballast- und Mineralstoffen, Vitaminen und Proteinen, langkettigen Kohlenhydraten und hochwertigen Fettsäuren ein sehr gesundes Lebensmittel. Mit diesem hochwertigen Nähstoffprofil und den zahlreichen gesundheitsfördernden Wirkstoffen unterstützt Hafer unsere Gesundheit optimal, beugt Krankheiten vor und kann bestehende Erkrankungen lindern.

Die gesundheitliche Wirkung des Hafers

Die Wirkung, die Hafer auf unsere Gesundheit hat, war zum Teil bereits im Altertum und in der Antike bekannt, wo Hafer gegen Hauterkrankungen und rheumatische Beschwerden eingesetzt wurde. In den letzten Jahrhunderten wurde der Hafer als Heilpflanze jedoch enorm unterschätzt. Mittlerweile weiß man aber, welche geballte Power in Hafer steckt und wie positiv sich diese auf den menschlichen Körper auswirkt. Sein Einsatzspektrum ist so weitreichend, dass der Echte Hafer *Avena sativa* von der Universität Würzburg zur Arzneipflanze des Jahres 2017 gekürt wurde.

→ **Hafer für Kinder:** Hafer enthält wichtige Nährstoffe für die kindliche Entwicklung – wie Phosphor, Magnesium, Kalzium und Zink für das gesunde Wachstum von Knochen und Zähnen sowie den Zellaufbau und Eisen sowie Vitamin B für das Nervensystem. Mit einem Haferfrühstück lässt sich bereits ein Teil des kindlichen Nährstoff-Tagesbedarfs decken, und das Kind erhält direkt auch gute Ballaststoffe, die lange satt machen und gut für die Verdauung sind – ein idealer Start in den Tag für jedes Kind.

→ **Hafer für Erwachsene:** Hafer ist das ideale Lebensmittel für jedes Alter, und daher profitieren natürlich auch Jugendliche und Erwachsene optimal davon, wenn sie Hafer in ihren täglichen Speiseplan integrieren. Vor allem ein Frühstück mit Hafer ist gut geeignet, um für den Job, die Ausbildung oder das Studium gut für den Tag gerüstet zu sein und Energie für den Tag zu bekommen.

Außerdem decken die Haferprodukte mit ihren zahlreichen Inhaltsstoffen wie bei Kindern einen Teil des Nährstoffbedarfs und bieten wertvolle Ballaststoffe für den Darm.

→ **Hafer für Senioren:** Im fortgeschrittenen Alter haben viele Menschen Verdauungsprobleme, weil sie oftmals zu wenig Ballaststoffe zu sich nehmen. Mit einer oder mehreren köstlichen Hafermahlzeiten am Tag lässt sich dem vorbeugen. Zudem wirkt sich Hafer besonders gut auf typische altersbedingte gesundheitliche Probleme wie beispielsweise hohe Blutzuckerwerte aus, dazu mehr in den folgenden Abschnitten. Für sehr betagte Menschen, die unter Kau- oder Schluckbeschwerden leiden, sind Haferprodukte wie zarte oder lösliche Haferflocken ein Segen, weil man mit ihnen nicht nur leckere süße, sondern auch köstliche herzhafte Gerichte zaubern kann. So muss man auch im hohen Alter nicht auf gesunde und dennoch schmackhafte Nahrung verzichten.

→ **Hafer für Sportler:** Hafer ist ein ideales Lebensmittel für die Sportler-Ernährung, weil die langkettigen Kohlenhydrate nur langsam abgebaut werden und somit langanhaltende Energie liefern. Eine Hafermahlzeit, ein Hafersnack oder ein Hafersmoothie ist deshalb der perfekte Energielieferant vor dem Sport, auch deshalb, weil man sie einige Stunden vor der sportlichen Bewegung zu sich nehmen kann und dann beim Sport den Bauch nicht zu voll und trotzdem den optimalen Energiekick hat. Zudem liefert Hafer wertvolle Proteine für den Muskelaufbau. Und nicht nur das. Auch die weiteren Nährstoffe, wie Magnesium, Kalzium, Kalium, Phosphor und Vitamin K sind vor allem für Sportler sehr wertvoll, da sie für gesunde Knochen, eine gute Muskelfunktion und einen idealen Sauerstofftransport sorgen – all das, was beim Sport wichtig ist.

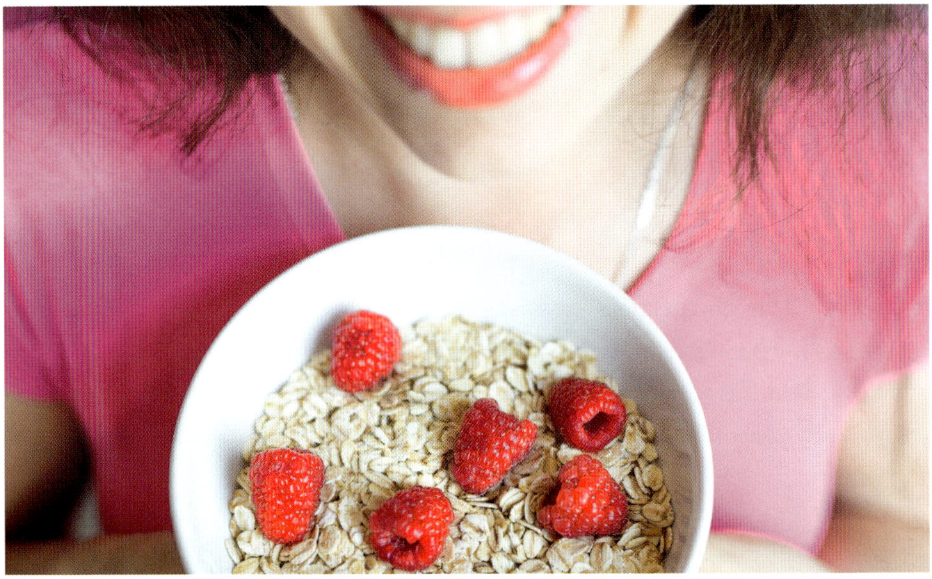

Hafer für verschiedene Gesundheitsaspekte

Wer regelmäßig Hafer isst, tut seiner Gesundheit einen großen Gefallen, denn der Körper profitiert sowohl äußerlich als auch innerlich enorm von dem Powerkorn. Auf welch positive Weise sich Haferprodukte auf unsere Gesundheit und unseren Körper auswirken, erfahren Sie auf den folgenden Seiten.

Hafer bei Unverträglichkeiten

Menschen mit einer Glutenunverträglichkeit oder Glutensensitivität können laut der Deutschen Zöliakiegesellschaft (DZG) Haferprodukte, die als glutenfrei ausgezeichnet sind, zu sich nehmen, da bei diesen sichergestellt wird, dass sie nicht mit dem Gluten aus anderen Getreidesorten kontaminiert sind. Da Hafer generell als glutenfrei gilt, weil er zum einen weit weniger Gluten als andere Getreide enthält und zum anderen das Hafergluten Avenin auch für Zöliakiekranke verträglich ist, ist Hafer generell für eine glutenfreie Ernährung geeignet. Dennoch sollten Menschen mit einer Glutenunverträglichkeit Hafer – auch den mit »glutenfrei« gekennzeichneten – nicht einfach übermäßig konsumieren, sondern sich erst einmal herantesten und kleine Mengen zu sich nehmen. Werden diese problemlos vertragen, kann der Konsum gesteigert werden.

Auch für Menschen mit einer Weizenunverträglichkeit ist Hafer eine sehr gute Alternative, da unterem anderem mit dem Hafermehl auch gebacken werden kann. Auf Brot, Brötchen und süßes Gebäck muss also niemand verzichten.

Wer unter einer Laktoseintoleranz leidet, kann Kuhmilch durch Haferdrinks ersetzen, die vor allem im Müsli, Porridge und Co. ebenso lecker wie Milch schmecken. Und auch Hafersahne ist eine gute Alternative für tierische Sahne. Rezepte dazu finden Sie im hinteren Teil des Buchs.

Hafer für Haut und Haare

Hafer enthält eine ganze Palette an natürlichen Schönheitspräparaten, die für schöne Haut, Haare und Nägel sorgen. Vor allem Biotin und Zink sorgen für ein gesundes Wachstum der Haare und starke Nägel, und die beiden Nährstoffe wirken sich auch positiv auf das Hautbild aus. Hinzu kommt die wertvolle Linolsäure, die am Aufbau der Haut beteiligt ist, diese vor dem Austrocknen schützt und somit für eine strahlende Haut sorgt. Zudem schützen die im Hafer enthaltenen Antioxidantien die Zellen vor Schäden durch UV-Strahlen und frühzeitiger Hautalterung.

Hafer stärkt das Immunsystem

Die Antioxidantien und Polyphenole im Hafer schützen die Zellen des Immunsystems vor Schäden durch freie Radikale, wodurch das Abwehrsystem gestärkt wird. Und auch die Mineralstoffe Eisen und Zink, die in Hafer reichlich enthalten sind, sorgen dafür, dass die Immunfunktion optimal funktioniert. Außerdem ist das im Hafer einzigartige Avenanthramid dazu in der Lage, Entzündungsreaktionen zu unterdrücken, und stimuliert damit ebenfalls das Immunsystem. Und zu guter Letzt stärkt auch die im Hafer enthaltene Aminosäure Arginin das Immunsystem.

Zudem ist Beta-Glucan ein effektiver Immunmodulator (s. Abschnitt S. 15), durch dessen Wirkung das Immunsystem stimuliert wird und die Abwehrkräfte des Körpers gegen Viren, Bakterien, Pilze und Parasiten gestärkt werden.

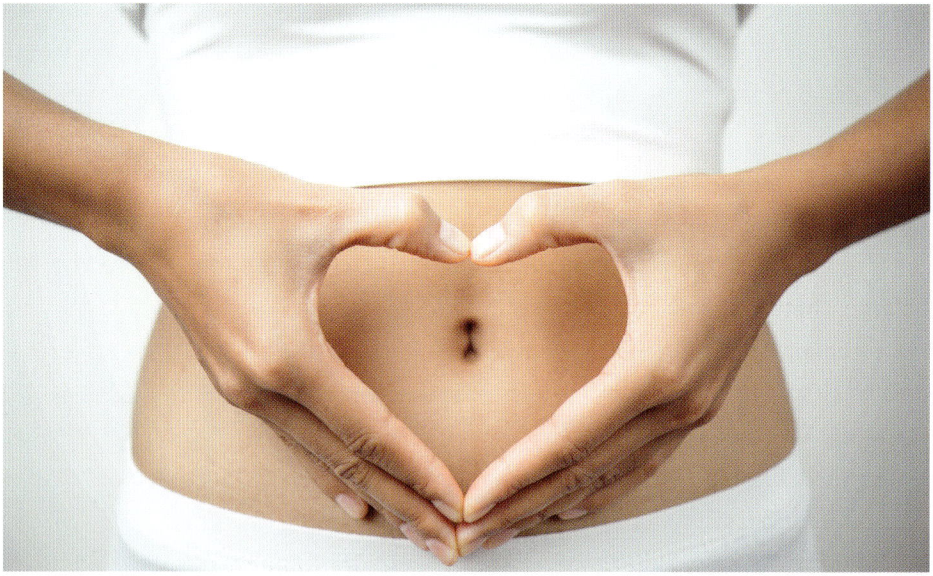

Hafer für die Magen-Darm-Gesundheit

Hafer ist ein präbiotisches Lebensmittel und fördert damit das Wachstum guter Darmbakterien und sorgt für eine ausgeglichene Darmflora (s. Abschnitt »Beta-Glucan«). Darüber hinaus kurbeln die Ballaststoffe des Hafers die Verdauung an, da sie im Darm aufquellen und dadurch das Stuhlvolumen erhöhen. Das Beta-Glucan des Hafers bildet zudem mit der Flüssigkeit aus der Nahrung ein zähflüssiges Gel, das sich wie eine Schutzschicht auf die Darmschleimhaut legt und diese dadurch beruhigt und abdeckt. So ist die Schleimhaut unter anderem vor saurem Magensaft geschützt.

Menschen mit Magen-Darm-Beschwerden, wie Reizdarm, Gastritis, Verstopfung, Durchfall, Blähungen, Bauchschmerzen, profitieren daher enorm von der positiven Wirkung des Hafers auf den Magen und den Darm. Studien haben beispielsweise bereits gezeigt, dass vor allem Haferkleie eine heilende Wirkung auf Patienten mit Verstopfung hat – bereits eine Portion täglich verbesserte die Beschwerden.

Ideal ist es, wenn Sie als Erwachsener pro Tag mindestens 30 Gramm Ballaststoffe zu sich nehmen, dies ist die offizielle Empfehlung der Deutschen Gesellschaft für Ernährung (DGE). Bereits mit einer Hafermahlzeit, die 100 Gramm Haferflocken enthält, haben Sie ein Drittel dieser Ballaststoffe gedeckt. Ergänzen Sie diese dann noch mit ballaststoffreichem Gemüse und/oder Obst, sind Sie auf dem besten Weg zu einer guten Magen-Darm-Gesundheit.

Hafer senkt den Cholesterinspiegel

Bei Menschen mit einer Fettstoffwechselstörung liegen die Werte der im Blut enthaltenen Fette, Cholesterin oder Triglyceride, über dem normalen Bereich. Und ein zu hoher Cholesterinspiegel kann zu Ablagerungen im But führen, die Blutgefäße verstopfen, den Blutdruck ansteigen lassen und ist dadurch eine der Hauptursachen für Herzerkrankungen. Hier kann Hafer helfen, da er den Cholesterinspiegel senkt. Das geschieht dadurch, dass das im Hafer enthaltene Beta-Glucan Gallensäure im Darm bindet und deren Ausscheidung fördert. Diese Gallensäure enthält Cholesterin, das gleichzeitig ausgeschieden wird und somit den Fettstoffwechsel nicht mehr belastet. Infolgedessen muss der Körper auf Cholesterin zurückgreifen, um neue Gallensäuren zu bilden. Auf diese Art und Weise sinkt dank des Verzehrs von Hafer also der Cholesterinspiegel im Blut.

Zusätzlich dazu verhindern die Avenanthramide im Hafer, das LDL-Cholesterin oxidiert und sich an den Wänden der Blutgefäße ablagert. Somit werden die durch die LDL-Oxidation verursachten Entzündungen der Arterien, Gewebeschädigungen und das daraus resultierende Risiko eines Herzinfarkts oder Schlaganfalls dank des Hafers vermindert.

Die Wirkung von Hafer auf den Blutdruck

Da das Beta-Glucan des Hafers den Cholesterinspiegel senkt und die Avenanthramide die LDL-Oxidation verhindern, wirkt sich dies auch positiv auf den Blutdruck aus – denn weniger Ablagerungen und nicht verstopfte Blutgefäße sorgen für einen guten Blutdurchfluss und verhindern einen zu hohen Blutdruck.

Salzsensitive Menschen können in Bezug auf den Blutdruck auch von einer Kochsalzreduzierung profitieren. Das im Kochsalz enthaltene Natrium bindet nämlich Wasser. Wenn unserem Körper zu viel Natrium zugefügt wird, erhöht sich das Flüssigkeitsvolumen im Blutkreislauf, wodurch der Blutdruck steigt. Kalium hat hingegen eine blutdrucksenkende Wirkung und unterstützt dabei, Natrium zu neutralisieren. Hafer enthält ein sehr gutes Kalium-Natrium-Verhältnis, also wenig Natrium im Vergleich zu viel Kalium, was zu einer guten Regulierung des Blutdrucks beiträgt.

Da eine weitere Ursache für Bluthochdruck in zu hohem Gewicht liegt, ist auch eine Gewichtsreduzierung, bei der Haferprodukte unterstützen können, sinnvoll für einen gesunden Blutdruck.

Der Einfluss von Hafer auf den Blutzucker

Nehmen wir über unsere Nahrung Kohlenhydrate auf, hat dies einen Anstieg des Blutzuckerspiegels zur Folge. Das Hormon Insulin transportiert den Zucker in die Körperzellen, sodass der Blutzuckerspiegel wieder herabgesenkt wird. Wenn dieses System nicht richtig funktioniert, weil eine Insulinresistenz vorliegt, kann der Blutzuckerspiegel nicht mehr ausreichend absinken und bleibt dauerhaft erhöht. Dies führt zu einem erhöhten Insulinspiegel im Blut, der sogenannten Hyperinsulinämie. Häufig spricht man hier auch von einem Prädiabetes, also der Vorstufe zu Typ-2-Diabetes. Wird nun nicht gegengesteuert, kann sich Typ-2-Diabetes entwickeln, bei dem die Blutzuckerwerte dauerhaft erhöht sind.

Ein dauerhaft erhöhter Blutzuckerspiegel begünstigt die Entstehung diverser Krankheiten. Dazu gehören Störungen an den großen Blutgefäßen, die zu Herzerkrankungen bis hin zum Infarkt, Schlaganfall und Durchblutungsstörungen der Beine und Füße führen können.

Die Beta-Glucane des Hafers verhindern einen starken Anstieg des Blutzuckerspiegels, indem sie den Nährstoffabbau im Darm und damit den Nährstofftransport ins Blut verlangsamen. Dies ist wissenschaftlich belegt und wird auch von der Europäischen Behörde für Lebensmittelsicherheit (EFSA) bestätigt, bei der es heißt: »Die Aufnahme von Beta-Glucan aus Hafer als Bestandteil einer Mahlzeit trägt dazu bei, dass der Blutzuckerspiegel nach der Mahlzeit weniger stark ansteigt«.

Hafer bei Insulinresistenz und Diabetes mellitus Typ 2

Dadurch, dass die Beta-Glucane den Blutzuckerspiegel nur langsam ansteigen lassen, bildet der Körper weniger Insulin, sodass ein erhöhter Insulinspiegel verhindert wird. Zur Vorbeugung einer Insulinresistenz und von Diabetes mellitus Typ 2 ist eine haferhaltige Ernährung daher bestens geeignet.

Auch wenn bereits ein Prädiabetes oder Diabetes mellitus Typ 2 vorliegt, kann Hafer nachweislich helfen. Eine haferreiche Ernährung senkt die Insulinresistenz, da sie die Blutzuckerregulierung verbessert und die Empfindsamkeit der Zellen für das Insulin erhöht. Dadurch wird die Wirksamkeit von körpereigenem oder zugeführtem Insulin verbessert.

Vor allem die Hafertage, die Sie im Folgenden kennenlernen, sind hier sehr hilfreich. Studien der Mannheimer Medizinischen Klinik und der Universität Heidelberg haben gezeigt, dass nach einer dreitägigen Haferkur die Blutzuckerwerte um 25 bis 40 % niedriger waren und dass insulinpflichtige Diabetiker ihre Insulinzufuhr um mehr als 40 % senken konnten.

Hafer gegen Stoffwechselstörungen

Die Beta-Glucane des Hafers haben eine sehr positive Wirkung auf den Stoffwechsel und beugen Stoffwechselstörungen vor. Zudem enthält Hafer ungesättigte Fettsäuren, die sich ebenfalls günstig auf den Stoffwechsel auswirken, und auch die Vitamine B2, B5 und B6 sowie Phosphor unterstützen die Stoffwechselprozesse.

Auch bei Menschen, die bereits an Stoffwechselstörungen leiden, hilft Hafer. Dies gilt zum Beispiel für den Fettstoffwechsel (s. nächster Abschnitt).

Hafer bei Fettleber

Ungefähr 20 bis 30 % der Bevölkerung in den Industrieländern leiden an einer Fettleber, für die oftmals eine falsche Ernährungsweise die Ursache ist. Mit dieser Erkrankung ist allerdings nicht zu spaßen, da sie gefährliche Folgen haben kann –es kann zu einer Leberentzündung, zu Leberzirrhose, schließlich sogar zu Leberkrebs kommen, und zudem steigt durch eine Fettleber die Gefahr, Typ-2-Diabetes zu entwickeln, und auch das Risiko für Herz-Kreislauf-Erkrankungen wird erhöht.

Hier kann Hafer helfen, denn wer unter einer Fettleber leidet, ist gut damit beraten, sich ballaststoffreich zu ernähren und in jedem Fall die von der DGE empfohlenen 30 Gramm Ballaststoffe täglich zu sich zu nehmen – wozu sich Hafer natürlich ideal eignet. Denn zum einen werden Ballaststoffe langsam absorbiert und regulieren die Verdauung – all dies entlastet die Leber. Zum anderen unterstützen die Ballaststoffe die Fettsäureoxidation in der Leber und verringern so die Fetteinlagerung in der Leber.

Hafer ist zur Entlastung einer Fettleber aber nicht nur aufgrund seiner Ballaststoffe gut geeignet, denn er enthält das bereits besprochene Beta-Glucan und zudem auch Cholin – das ist ein semi-essenzieller Nährstoff, der zum Teil vom Körper selbst hergestellt wird, zum Teil aber mit der Nahrung aufgenommen werden muss und der mit 32,2 mg pro 100 g in Hafer enthalten ist. Beta-Glucan wirkt entfettend sowie entgiftend und unterstützt dadurch auch die Leberentfettung. Cholin ist an der Verwertung von Fetten beteiligt und wird für den Transport von Triglyzeriden und anderen Fetten aus der Leber in das Gewebe benötigt, und ein Mangel an Cholin kann zur Bildung einer Fettleber führen. Somit hilft ein Plus an Cholin dabei, zum einen dem Entstehen einer Fettleber vorzubeugen und zum anderen bei einer bestehenden Fettleber diese zu regenerieren. Dies ist auch durch die Wissenschaft bestätigt, so sagt die Europäische Behörde für Lebensmittelsicherheit (EFSA) dazu: »Cholin trägt zu einem normalen Fettstoffwechsel bei und trägt zur Erhaltung einer normalen Leberfunktion bei.«

Schlank mit Hafer

Es klingt vielleicht paradox, dass Haferflocken eine Gewichtsreduktion unterstützen sollen, wo sie doch gar nicht so wenige Kalorien haben. Tatsächlich hilft Hafer aber sehr effektiv beim Abnehmen, wie Sie in diesem Kapitel erfahren werden.

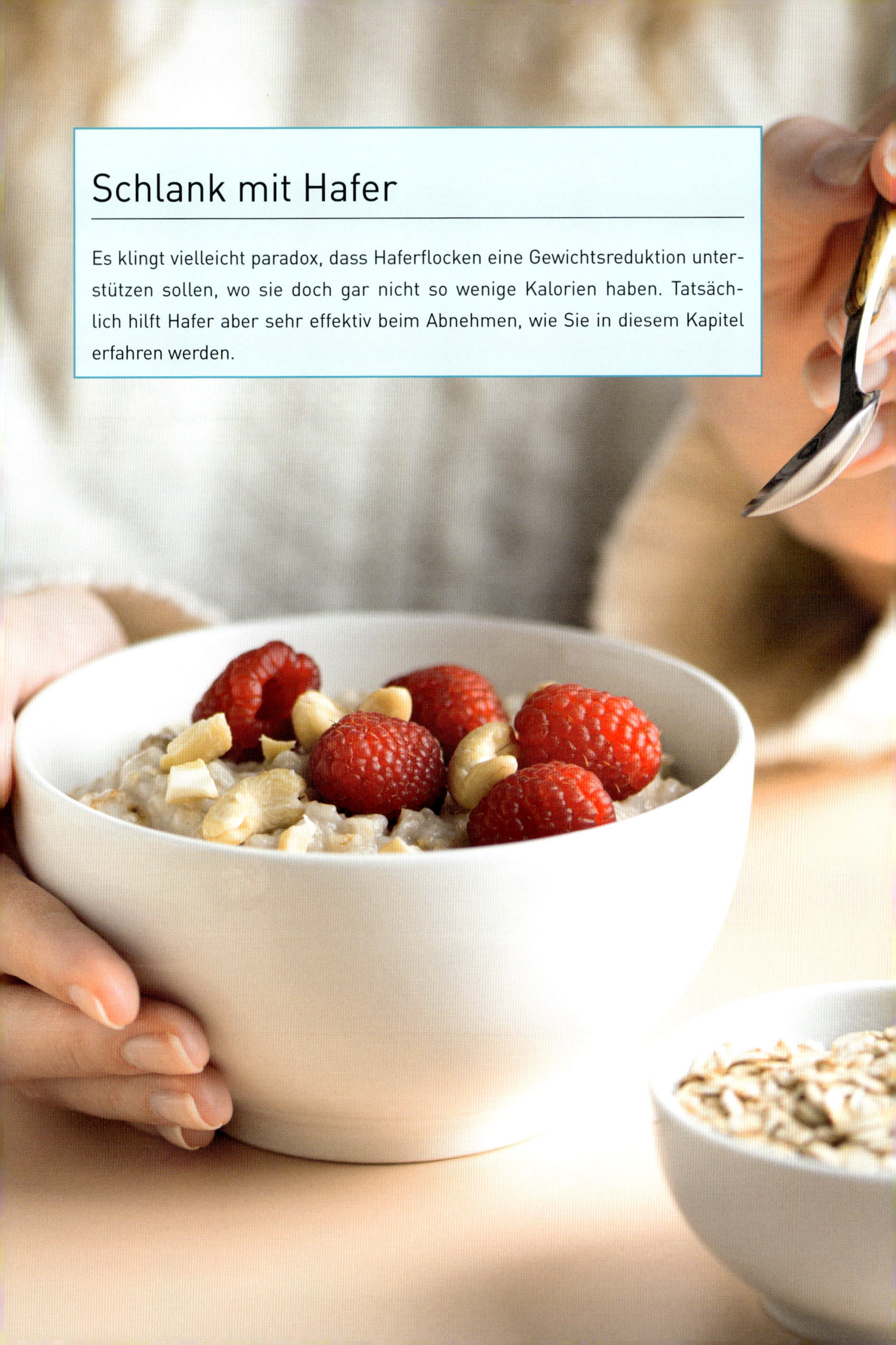

Hafer hilft beim Abnehmen

Haferflocken enthalten mit 368 kcal auf 100 Gramm zwar recht viele Kalorien, die Ballaststoffe des Hafers sättigen aber enorm gut. Die komplexen, langkettigen Kohlenhydrate werden nur langsam aufgespalten, sodass die Energie erst nach und nach ins Blut gelangt und dem Körper somit über einen längeren Zeitraum zur Verfügung steht. In der Folge ist man länger satt und die Leistung fällt nicht so schnell ab, sodass der Körper lange mit Energie versorgt ist.

Dadurch, dass die langkettigen Kohlenhydrate des Hafers nicht sofort vom Körper in Glukose umgewandelt werden, steigt auch der Blutzuckerspiegel nur langsam an, wodurch unliebsame Heißhungerattacken vermieden werden und man nicht zu unnötigen Kalorien greift.

Dies ist bei kurzkettigen, einfachen Kohlenhydraten ganz anders, weil diese vom Körper sehr zügig verdaut werden. Wer beispielweise einfache Kohlenhydrate wie Brötchen oder Toast aus Weizenmehl, am besten noch in einer Kombination mit einem zuckerhaltigen Aufstrich wie Marmelade oder Haselnusscreme, zum Frühstück zu sich nimmt, treibt damit seinen Blutzuckerspiegel rasant in die Höhe. Das sorgt zwar für einen kurzfristigen Energieschub, bewirkt aber auch, dass der Blutzuckerspiegel ebenso schnell, wie er gestiegen ist, wieder abfällt und oftmals Heißhungerattacken mit sich bringt. Und genau das Gegenteil ist bei einem Haferfrühstück der Fall.

Außerdem quellen die Ballaststoffe im Verdauungstrakt auf und sorgen dadurch dafür, dass Magen und Darm länger gefüllt sind. Auch aus diesem Grund bleibt man nach einer Hafermahlzeit sehr lange satt. Daher isst man weniger und nimmt dadurch in Folge auch weniger Kalorien zu sich. Wer also beispielsweise mit Hafer frühstückt, ist bis zum Mittagessen bestens gesättigt und greift nicht zu Snacks.

Und auch eine gute Verdauung unterstützt den Abnehmprozess. Die Wirkung des Hafers auf die Verdauung wurde sogar wissenschaftlich belegt, denn laut der Europäischen Behörde für Lebensmittelsicherheit (EFSA) tragen Haferkorn-Ballaststoffe zur Erhöhung des Stuhlvolumens bei.

Eine Haferkur ist zum Abnehmen daher ideal geeignet, und dank des hochwertigen Nährstoffgehalts in Hafer erhalten Sie bei der 7-tägigen Haferkur auch alles, was Ihr Körper braucht. Und da Haferflocken einfach köstlich schmecken und vielseitig kombinierbar sind, kommt garantiert auch kein Frust auf, denn langweilig ist eine Haferkur auf keinen Fall.

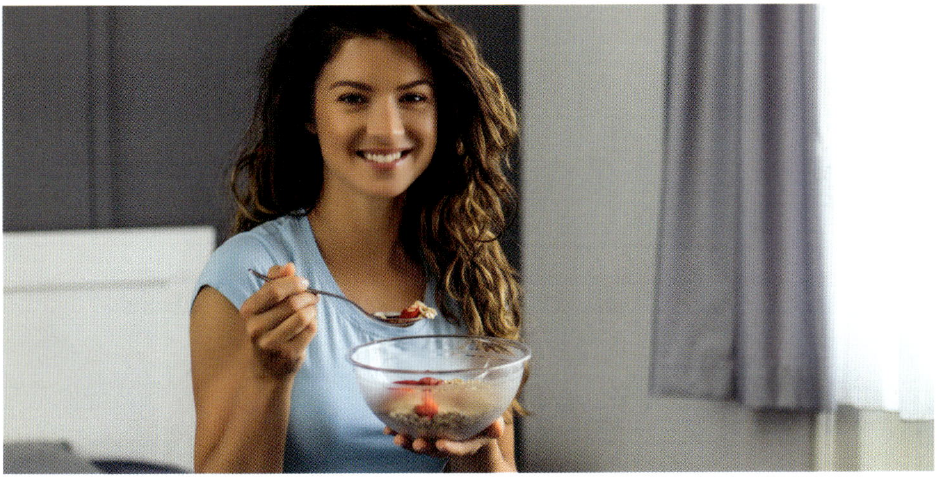

Bauchfett verlieren

Bauchfett ist nicht nur unschön und lästig, sondern auch schädlich für die Gesundheit. Das sogenannte viszerale Fett setzt nämlich Fettsäuren frei, produziert entzündungsfördernde Botenstoffe, beeinflusst das Insulin und kann letztendlich zu Gesundheitsproblemen wie Typ-2-Diabetes führen und sogar das Risiko für Herzerkrankungen und bestimmte Krebsarten erhöhen.

Ihr Bauchfett werden Sie am besten los, wenn Sie generell Übergewicht reduzieren und Fett abbauen, wenn Sie sich regelmäßig bewegen und vor allem, wenn Sie sich richtig ernähren. Hafer ist hier ideal geeignet, weil er, wie eben erwähnt, generell beim Abnehmen hilfreich ist und viele Ballaststoffe enthält. Und wie Sie im Abschnitt »Hafer bei Fettleber« erfahren haben, wirken die enthaltenen Inhaltsstoffe Beta-Glucan und Cholin entfettend und sorgen für eine gute Verwertung von Fetten und den optimalen Abtransport von Fetten aus der Leber.

Wichtig für das Abnehmen ist vor allem das Frühstück, daher sollten Sie auch unabhängig von den Hafertagen am besten täglich ein Haferfrühstück wie Porridge oder Overnight Oats zu sich nehmen. Denn weil ein Haferfrühstück so gut sättigt und langanhaltende Energie liefert, können Sie ganz problemlos auf Snacks und Zwischenmahlzeiten verzichten. Studien haben gezeigt, dass wir durch ein ausgewogenes Haferfrühstück pro Tag automatisch bis zu 30 % Kalorien einsparen – ein guter Grund also, um jeden Morgen einen köstlichen Haferbrei mit leckeren Toppings zu genießen. Als Toppings eignen sich Beeren, anderes Obst, Nüsse und Saaten.

Schlanke Lebensmittel, die zu Haferflockengerichten passen

Wie die Haferkur zum Abnehmen aussieht, erfahren Sie im nächsten Kapitel. Generell sollten Sie für Ihre Gesundheit und auch zum Abnehmen auf eine gesunde Ernährung achten. In Kombination mit Haferprodukten sind die folgenden Lebensmittel ideal.

Obst und Gemüse

Auf Ihrem Speiseplan sollte viel Obst und Gemüse stehen. Bei einer bewussten und gesunden Ernährung ist Gemüse der Star unter den Lebensmitteln und passt perfekt zum Hafer. Warum? Weil Gemüse voller Vitamine, guter Kohlenhydrate, Eiweiß und Mineralstoffe steckt und kalorienarm ist. Die darin enthaltenen Ballaststoffe sind wichtig für den gesamten Stoffwechsel, senken die Blutfettwerte, binden Gallensäure und fördern die Verdauung. Sie füllen den Magen und quellen im Darm auf, wodurch sie sehr gut sättigen. Daher ist Gemüse das perfekte Nahrungsmittel,

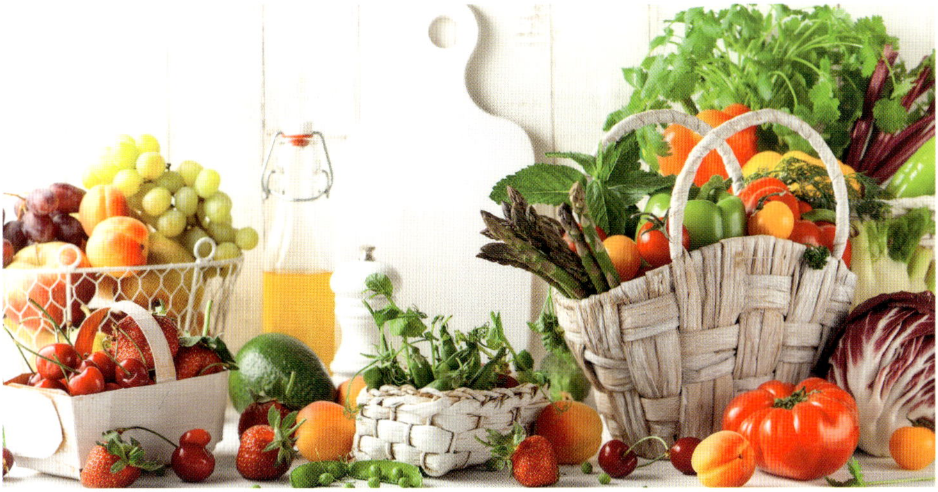

von dem wir laut gängigen Empfehlungen mindestens drei Portionen täglich zu uns sollten.

Jeden Tag zwei Portionen Obst sind ideal und gesund, da Obst jede Menge Vitamine und Ballaststoffe enthält, die unser Körper benötigt. Hier sind Sie in Ihrer Vielfalt nicht eingeschränkt. Achten Sie jedoch auf den Zuckergehalt im Obst, da einige Obstsorten sehr viel Fructose enthalten. Fructose ist in Maßen völlig unproblematisch für uns. Nehmen wir aber zu viel davon zu uns, ist das ganz und gar nicht mehr gesund, weil Fructose dann in Fett umgewandelt wird und die Fettverbrennung hemmen und das Sättigungsgefühl blockieren kann. Zu den Obstsorten mit hohem Zuckergehalt zählen Ananas, Bananen, Feigen, Granatapfel, Honigmelone, Kirschen, Litschi, Mango, Maracuja und Trauben – diese sollten Sie nur in Maßen konsumieren.

Gute Fette

Zu einer gesunden Ernährung gehören außerdem gesunde und hochwertige Fette und Öle. Diese liefern nicht nur wertvolle Vitamine, Antioxidantien und lebenswichtige ungesättigte Fettsäuren, die der Körper nicht selbst herstellen kann, sondern wirken auch als wichtige Träger der fettlöslichen Vitamine. Außerdem tragen sie zur Sättigung und vor allem zum guten Geschmack einer Mahlzeit bei.

Wichtig bei den Fetten ist, dass Sie zwischen »guten« und »schlechten« Fetten unterscheiden und letztere meiden. Schlechte Fette wie Sonnenblumen- oder Distelöl, Palmfett, Schmalz etc. sollten Sie von Ihrem Speiseplan streichen. Vermeiden Sie auch Transfettsäuren. Diese stecken in Keksen, Pommes, Chips, Crackern etc. – also in allem, was sehr lange gebacken oder frittiert wurde. Transfettsäuren gelten als »böses« Fett, da sie LDL-Cholesterin (das böse Cholesterin) erhöhen und HDL-Cholesterin (das gute) senken, was das Risiko für Herzerkrankungen und Schlaganfall erhöht.

Zu den »guten« Fetten gehören: Chiaöl, Hanföl, Kokosöl, Leinöl, Macadamiaöl, Olivenöl, Rapsöl, Sojaöl, Weizenkeimöl, Walnussöl – oder auch gesunde Fette in Lebensmitteln wie Avocados.

Wichtig ist natürlich, dass Sie nicht in Fett schwelgen, denn sonst wird es mit dem Abnehmen schwer. Beim Kochen mit Fett können Sie zum Beispiel ganz problemlos mit weitaus weniger Fett auskommen, als Sie es vielleicht gewohnt sind. Es reicht nämlich bei fast allen Gerichten zum Braten, wenn Sie einen Teelöffel Fett in die Pfanne geben und diesen dann mit einem Silikonpinsel verteilen.

Eiweißhaltige Lebensmittel

Zusätzlich zu Gemüse, Obst und guten Fetten sollten Sie außerhalb der Hafertage regelmäßig eiweißhaltige Nahrungsmittel konsumieren, da auch diese eine geringe Blutzuckerwirkung haben und lange sättigen. Fleisch, Fisch, Eier, Milch- und Milchprodukte, Hülsenfrüchte und Nüsse/Kerne sollten daher idealerweise ein Viertel bis ein Drittel Ihrer täglichen Nahrungszufuhr ausmachen.

Wenn Sie Gewicht reduzieren möchten, sollten Sie gezielt zu Proteinen greifen, die nicht zu fettreich sind, dazu gehören zum Beispiel fettarme Milchprodukte. Beim Fleisch ist vor allem Geflügelfleisch in jeglicher Form sinnvoll, also Hühnerfleisch, Putenfleisch etc., jeweils ohne Haut, auch Geflügelhackfleisch (das man eher selten bekommt, aber leicht zuhause selbst mit dem Fleischwolf oder Multizerkleinerer herstellen kann). Auch mageres Rind- und Kalbfleisch sowie Wild sind absolut in Ordnung. Bei Fisch und Meeresfrüchten brauchen Sie sich nicht einzuschränken, diese können und sollten Sie regelmäßig konsumieren.

Weitere Kohlenhydrate

Neben Haferprodukten können Sie natürlich auch weitere vollwertige Kohlenhydrate zu sich nehmen. Vollwertige Kohlenhydrate, auch komplexe oder langkettige Kohlenhydrate genannt, sind unverzichtbar, denn sie liefern viele wertvolle Vitamine und Ballaststoffe und sind wichtige Energielieferanten. Diese Kohlenhydrate können nicht sofort vom Körper in Glukose umgewandelt werden und müssen im Verdauungstrakt aufgespalten werden. Aus diesem Grund sättigen sie lange, liefern länger anhaltende Energie und halten den Blutzuckerspiegel konstant.

Zu den vollwertigen Kohlenhydraten gehören Vollkornprodukte, wie Vollkorngetreide, Vollkornnudeln, Naturreis, Gemüse, Kartoffeln, Früchte, Hülsenfrüchte und Nüsse – und natürlich all unsere Haferprodukte.

Lassen Sie die Finger aber bitte weg von sogenannten »leeren« Kohlenhydraten. Das sind raffinierte Kohlenhydrate, also Getreideprodukte, bei denen Kleie und Keime entfernt werden und wo dann lediglich der »nackte« Kern, der sogenannte Endosperm, der nur noch aus Stärke besteht, zurückbleibt. Ihnen fehlt es somit an Nährstoffen und Ballaststoffen, weswegen sie eben als »leere« Kohlenhydrate bezeichnet werden. Sie werden vom Körper zügig verdaut, sodass sich der Blutzuckerspiegel sehr schnell erhöht und danach ebenso schnell wieder abfällt, was dazu führt, dass man schnell wieder Hunger verspürt. Die häufigsten Nahrungsquellen für raffinierte Kohlenhydrate sind Weißmehl, Produkte aus raffiniertem Mehl wie Weißbrot, Gebäck und Kuchen, Pasta, Süßigkeiten und gezuckerte Frühstückszerealien.

Bitte nicht zu viel Zucker

Zucker ist wegen seiner fehlenden Nährstoffe und seiner hohen Kalorienzahl ungesund. Er ist auch deshalb so schlecht, weil der einfache Zucker von der Leber verstoffwechselt und von dieser in Fett umgewandelt wird, was wiederum zu Übergewicht führt. Zudem ist die Sättigungswirkung zuckerreicher Lebensmittel gering, sodass sich nach dem Verzehr von Kuchen, Schokolade etc. schnell wieder ein Hungergefühl einstellt.

Versuchen Sie, statt Haushaltszucker doch einmal Erythrit einzusetzen. Erythrit hat nahezu keine Kalorien (im Vergleich: Erythrit hat 0,2 kcal/100 g, Zucker hat 400 kcal/100 g), beeinflusst den Blutzucker- und Insulinspiegel nicht und ist daher auch für Diabetiker geeignet.

Und was sonst noch?

Ganz schön Vieles. Alle möglichen Gewürze peppen Ihre Mahlzeiten auf. Dazu zählen im süßen Bereich allen voran Zimt und Vanille, im herzhaften Bereich alles, was sich gewöhnlicherweise (und vielleicht auch ungewöhnlicherweise) im Gewürzregal findet. Besonders gesund sind Gewürze wie Ingwer, Kurkuma und Chili – auch in frischen Varianten –, weil diese entzündungshemmende Eigenschaften haben (was übrigens auch für Zimt gilt).

Auch Kakao ist gesund und darf deshalb gerne als Lebensmittelpartner zu Ihren Haferflocken dazukommen – das passt natürlich vor allem bei süßen Haferflockengerichten. Schokolade mit einem hohen Kakaoanteil und mit keinem oder geringem Zuckeranteil hat positive gesundheitliche Eigenschaften und kann daher gerne auf Ihren Speiseplan wandern.

Sie sehen also, dass eine gesunde Ernährung ganz schön viele leckere Lebensmittel beinhaltet, aus denen sich köstliche Gerichte zaubern lassen – zu denen wir Ihnen im nächsten Teil des Buches einige Anregungen geben.

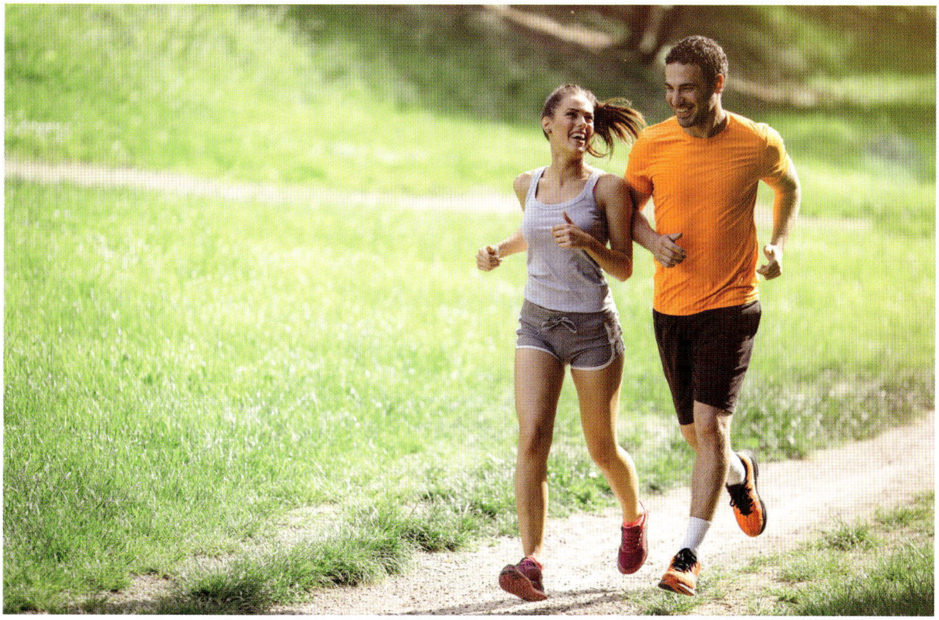

Ergänzung durch Bewegung

Um den Abnehmprozess zu unterstützen, ist es sinnvoll, dass Sie Bewegung in Ihren Alltag einbauen. Denn Bewegung verbrennt Kalorien und hilft beim Abnehmen. Außerdem unterstützt Sport den Muskelaufbau. Das ist vor allem deswegen wichtig, weil eine verbesserte Muskulatur bedeutet, dass sich der Grundumsatz an Kalorien erhöht und mehr Energie verbraucht wird. Je mehr Muskeln ein Mensch hat, desto höher ist schließlich seine Fettverbrennung, und daher wird auch das viszerale Fett besser abgebaut.

Raffen Sie sich deswegen auf und tun Sie was. Jeder noch so kleine Schritt hilft. Das fängt im Alltag an: Nehmen Sie die Treppe statt den Aufzug, gehen Sie kurze Strecken möglichst zu Fuß, oder fahren Sie mit dem Rad statt dem Auto.

Ideal ist es, wenn Sie zweimal wöchentlich eine Ausdauersportart wie Joggen, Nordic Walking, Radfahren, Schwimmen oder ein Training auf dem Heimtrainer oder Crosstrainer ausüben, um Kalorien zu verbrennen, Muskelmasse aufzubauen und damit die Fettverbrennung effektiv anzukurbeln. Wenn Sie dies dann auch noch mit Krafttraining kombinieren und damit Ihre Muskeln aufbauen, ist dies absolut perfekt. Je mehr Sport Sie treiben und je mehr Energie Sie verbrauchen, desto eher nehmen Sie ab.

Tipps zum Abnehmen

Wenn Sie beschlossen haben, dass Sie aktiv werden und Ihrem Übergewicht den Kampf ansagen möchten, dann lautet die zunächst wichtigste Regel: Fangen Sie jetzt sofort an. Morgen, nach dem Urlaub, nach dem stressigen Projekt, nach der Familienfeier oder aus welchem Grund auch immer – das Morgen kommt oft nicht, wenn man es immer vor sich herschiebt. Der beste Zeitpunkt, um mit der Ernährungsumstellung zu beginnen und auch Sport in Ihren Alltag einzubauen, ist genau jetzt.

Ihre innere Einstellung ist sehr wichtig, wenn Sie sich langfristig gesund ernähren und abnehmen möchten. Machen Sie sich daher klar, dass Sie etwas für sich selbst tun wollen. Dass Sie gesünder leben möchten, Ihr Aussehen verändern möchten, sich (wieder) in Ihrem Körper wohlfühlen möchten, endlich wieder mit (mehr) Selbstbewusstsein durchs Leben gehen möchten.

Außerdem sollten Sie sich zum Ziel setzen, Ihre Ernährungsweise langfristig auf eine gesunde, ausgewogene Ernährung mit vielen Haferprodukten umzustellen. Ein guter Start ist die 7-tägige Haferkur, an die Sie eine regelmäßige Aufnahme von Haferprodukten anschließen sollten, sodass mindestens einmal täglich Hafer auf Ihrem Speiseplan steht.

Die gesunde Haferkur zum Abnehmen

Eine Haferkur ist ideal geeignet, um Gewicht zu reduzieren. Zudem ist sie sehr wirksam bei diversen körperlichen Beschwerden, bei Diabetes, Fettleber und für das allgemeine Wohlbefinden.

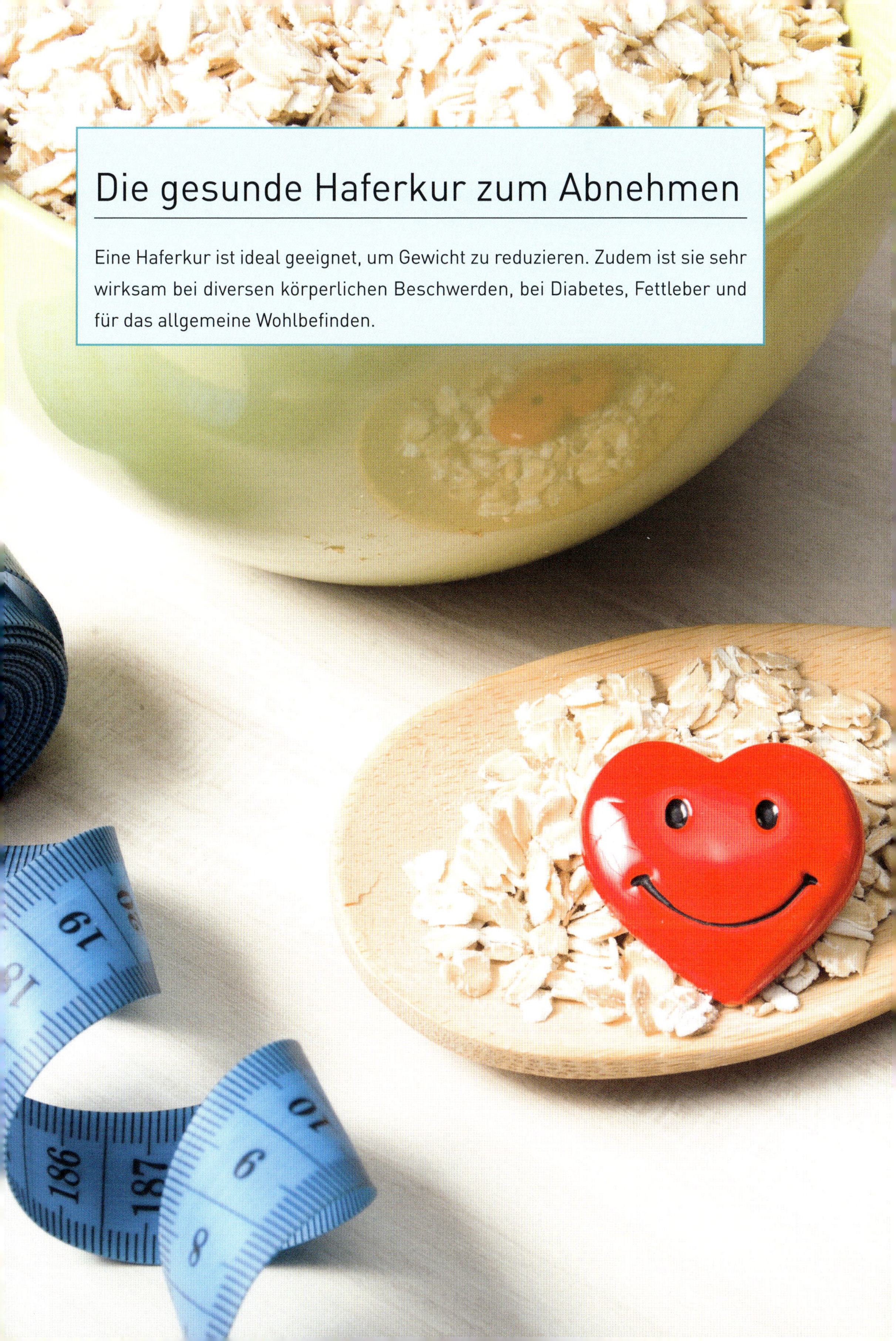

Die Haferkur ist keine Erfindung der Medizin oder Ernährungswissenschaft des 21. Jahrhunderts. Sie kam bereits vor über hundert Jahren zum Einsatz, als sich der deutsche Internist Carl von Noorden wissenschaftlich mit der Wirkung des Hafers auf den Stoffwechsel beschäftigte. Er baute Ende des 19. Jahrhunderts in Frankfurt am Main eine Klinik für Zuckerkranke, die als erste Diabetes-Fachklinik in Europa gilt. Anfang des 20. Jahrhunderts entwickelte er eine Haferdiät zur Senkung des Blutzuckerspiegels bei Diabetikern – die bekannten Hafertage. Diese Haferkur erschein 1902 in seinem Buch *Die Zuckerkrankheit und ihre Behandlung*.

Nachdem die Haferkur eine Zeitlang stark vernachlässigt wurde, erlebt sie heute eine wahre Renaissance und wird vor allem in der Diabetesbehandlung eingesetzt. Völlig zu Recht, denn aktuelle Studien belegen, dass sie eine große Wirksamkeit hat.

Wozu dient die Haferkur?

Eine klassische dreitägige Haferkur, die man auch unter der Bezeichnung Hafertage kennt, ist allgemein sehr gesund, vor allem aber bei bestimmten Krankheitsbildern zu empfehlen. Denn die ausschließliche Aufnahme von Hafer wirkt regulierend auf den Stoffwechsel, senkt den Blutzucker- und Cholesterinspiegel und wirkt sich positiv auf den Insulinbedarf aus. Und ganz davon abgesehen ist sie ideal dafür geeignet, um abzunehmen und ein optimaler Start für ein gesundes und schlankes Leben mit Hafer.

Für wen ist eine Haferkur sinnvoll?

Generell kann jeder Mensch eine Haferkur durchführen, der sich die positiven Eigenschaften des Hafers zunutze machen möchte. Diese kann dem allgemeinen Wohlbefinden zuträglich sein, dem Immunsystem einen willkommenen Boost geben oder auch bei Magen-Darm-Problemen hilfreich sein.

Wer unter Bluthochdruck oder einer Stoffwechselstörung wie einer Fettleber leidet, ist ebenfalls gut beraten, regelmäßige Hafertage durchzuführen.

Vor allem Diabetes-Patienten und Menschen mit einer Insulinresistenz profitieren von einer intensiven Haferkur, weil durch die dreitägige ausschließliche Haferkost der Blutzucker erheblich gesenkt wird und somit der Insulinbedarf sinkt.

Auch wer abnehmen möchte, ist mit einer Haferkur sehr gut beraten, da die Hafermahlzeiten lange sättigen und keinen Heißhunger aufkommen lassen und zudem die tägliche Kalorienaufnahme an den intensiven Hafertagen um die 1.000 bis1.100 kcal liegt. Vor allem Adipositas-Patienten sollten daher durchaus über die Durchführung einer Haferkur nachdenken. Aber auch Menschen, die nur ein wenig Übergewicht loswerden möchten, können dies mit einer Haferkur bewerkstelligen. Dazu finden Sie im Folgenden unser 7-Tage-Programm für eine schlanke Haferkur.

Was ist bei der Haferkur zu beachten?

Gesunde Menschen können eine Haferkur recht bedenkenlos durchführen, da diese ausschließlich Vorteile mit sich bringt. Bedenken Sie aber, dass es vorkommen kann, dass der ein oder andere die geballte Ladung Hafer nicht ohne Weiteres verträgt und es bei einigen wenigen Menschen zu Magenproblemen kommen kann. Dies kann besonders dann auftreten, wenn Sie generell wenig Ballaststoffe zu sich nehmen und eine Haferkur für Sie eine enorme Ernährungsumstellung darstellt.

Es ist daher grundsätzlich sinnvoll, regelmäßig ausreichend Ballaststoffe in die Ernährung aufzunehmen, am besten die von der DGE empfohlene Menge von 30 Gramm täglich.

Außerdem ist es immer ratsam, bei einer Ernährungsumstellung und vor allem bei der Durchführung einer speziellen diätetische Intervention wie der Haferkur einen Ernährungsberater und/oder Arzt zu Rate zu ziehen. Dies gilt vor allem dann, wenn bei Ihnen eine Erkrankung vorliegt. Vor allem Diabetes-Patienten, die Diabetesmedikamente nehmen, und insulinpflichtige Diabetiker sollten die Hafertage nur unter Aufsicht des Arztes oder Diabetologen durchführen – er wird die Blutzuckerwerte dabei engmaschig überprüfen und die Medikamenten- und Insulingabe mit Ihnen besprechen und gegebenenfalls anpassen.

Abgesehen von den gesundheitlichen Aspekten kann es sein, dass es manchen Menschen schwerfällt, über einen Zeitraum von drei Tagen eine Haferkur durchzuhalten. Wer mehrere Tage nur Haferbrei isst, bekommt leicht den Eindruck, dass dieser geschmacklich langweilig ist, und so hat man unter Umständen die Haferkur ziemlich schnell »satt«. Dem können Sie entgegenwirken, indem Sie Ihre Hafertage möglichst abwechslungsreich gestalten und den Haferbrei mit verschiedenen Gemüse- und Obstsorten sowie Kräutern und Gewürzen aufpeppen. Tipps dazu finden Sie in den folgenden Abschnitten.

Wie funktioniert die Haferkur?

Bei der klassischen, intensiven Haferkur essen Sie an drei aufeinanderfolgenden Tagen jeweils drei Hafermahlzeiten – sonst nichts. Aus diesem Grund wird die Haferkur oftmals auch unter der Bezeichnung Hafertage geführt.

Drei Tage lang bzw. bei der 7-Tage-Kur sieben Tage lang nur Hafer – was erst einmal wenig und langweilig klingt, ist in Wirklichkeit gar nicht der Fall. Eine Portion des Haferbreis hält erfahrungsgemäß vier bis fünf Stunden satt, sodass sich keine Hungergefühle einstellen. Und der Langeweile kann man entgegenwirken, indem man den Haferbrei mit Kräutern und Gewürzen sowie mit Obst und Gemüse verfeinert.

Die im Hafer enthaltenen Beta-Glucane, die Sie in dieser Zeit in großen Mengen zu sich nehmen, können an diesen drei Tagen ihre volle Wirkung entfalten. Pro Hafertag führen Sie Ihrem Körper nämlich gut 10 Gramm Beta-Glucan und insgesamt 22,5 Gramm Ballaststoffe über den Hafer zu. Kommen nun noch Obst und Gemüse hinzu, vermehrt sich der Ballaststoffgehalt noch.

Die Beta-Glucane können nun ihre Arbeit tun und die Kohlenhydrataufnahme verzögern, damit den Blutzuckeranstieg und den Cholesterinspiegel senken und ihre weiteren positiven Effekte ausüben.

Die Hafertage haben sich vor allem bei Diabetes- und Fettleber-Patienten bewährt: Nach einer Haferkur kann der Insulinbedarf bei Diabetikern um mehr als 40 % gesenkt werden. Dies hat auch einen Langzeiteffekt, da sich einen Monat nach der Haferkur immer noch ein verringerter Insulinbedarf zeigt. Ein weiterer Pluspunkt der Hafertage besteht in der Kalorienreduktion, da weder zusätzliches Fett noch zusätzliches Eiweiß verzehrt werden und Sie somit um die 1.000 bis 1.100 Kalorien pro Tag zu sich nehmen. Durch die kalorienreduzierte Ernährung während der Hafertage wird Leberfett abgebaut. Dieser Fettabbau bewirkt eine rasche Verbesserung des Blutzucker- und Fettstoffwechsels. Und da Sie nun weniger essen, als Sie verbrauchen, hilft dies bei der Gewichtsreduktion und Sie nehmen in dieser Zeit etwas Gewicht ab – ein idealer Kickstart für eine langfristig schlanke und gesunde Ernährung.

Die Durchführung der Hafertage

Die 7-tägige Haferkur zum Abnehmen setzt sich aus zwei Teilen zusammen: der 3-tägigen intensiven Haferkur und der darauf folgenden 4-tägigen individuellen Haferkur.

Tag 1–3: Intensive Haferkur

Die intensive Haferkur ist die Kur, die auch Diabetes- und Fettleber-Patienten durchführen können und sollten, um ihre positive Wirkung zu erfahren. Sie sollte an drei aufeinanderfolgenden Tagen durchgeführt werden, an denen man ausschließlich Haferbrei-Mahlzeiten zu sich nimmt. Die Menge der Haferflocken pro Tag beträgt 225 Gramm, verteilt auf drei Mahlzeiten. Die Haferflocken werden mit jeweils 300–500 ml Wasser oder Gemüsebrühe gekocht.

Wer möchte, kann diese dreitägige Kur ganz streng durchführen und ausschließlich die drei Hafermahlzeiten pro Tag ohne zusätzliche Lebensmittel zu sich nehmen. Wir raten jedoch dazu, statt dieser, auch als »strenge Hafertage« benannten Kur, die intensive Kur durchzuführen, bei der auch Obst, Gemüse und Nüsse/Saaten verzehrt werden.

Bei der intensiven Haferkur wird der Haferbrei bei einer Mahlzeit mit Obst und eventuell etwas Süßstoff oder Erythrit verfeinert und bei den beiden anderen Mahlzeiten mit Gemüse plus Kräutern und Gewürzen.

Folgende Dinge sollte man bei den intensiven Hafertagen beachten:

- 3 aufeinanderfolgende Tage
- 3 Mahlzeiten pro Tag – nicht mehr und nicht weniger
- Abstand zwischen den Mahlzeiten mindestens 4 Stunden
- Keine Zwischenmahlzeiten oder Snacks
- Pro Mahlzeit 75 g Haferflocken, gekocht in 300–500 ml Wasser oder Gemüsebrühe
- Die Haferflocken nicht roh verwenden, sondern immer in Wasser oder Gemüsebrühe kochen
- Die Mahlzeiten möglichst warm genießen
- Maximal 50 g Obst pro Tag zusätzlich
- Maximal 100 g Gemüse pro Tag zusätzlich
- Maximal 10 g Mandeln, Nüsse oder Samen pro Tag zusätzlich
- Kräuter und Gewürze sind erlaubt
- Süßstoff, Erythrit oder Flavour Drops in Maßen
- Keine zusätzlichen Fette oder Proteine
- Viel trinken (2 l Wasser täglich)
- Etwas Bewegung tut grundsätzlich gut, auch an den Hafertagen.

Die Kalorienaufnahme an den intensiven Hafertagen liegt um die 1.000 bis 1.100 Kalorien pro Tag – ideal geeignet, um abzunehmen.

Die Mahlzeiten an den intensiven Hafertagen

Der Haferbrei an den intensiven Hafertagen sollte zum Frühstück, Mittagessen und Abendessen genossen werden. Der Haferbrei sollte dabei immer frisch gekocht werden, dies bedeutet, dreimal täglich die Haferflocken mit der gewünschten Menge Wasser oder Gemüsebrühe in einem Topf aufkochen und dann abgedeckt quellen lassen. Die Quellzeit richtet sich nach Ihren Vorlieben, wer es kernig mag, lässt die Flocken fünf Minuten quellen, wer es lieber schlonzig mag, lässt sie gut zehn Minuten quellen – die in den Rezepten im hinteren Teil des Buches angegebenen Quellzeiten können Sie aus diesem Grund nach Ihren Vorlieben anpassen.

Es empfiehlt sich, zum Frühstück einen mit Wasser gekochten Haferbrei zu verzehren und diesen süß anzurichten. Ein wenig Zimt oder Vanille, wenn gewünscht etwas Erythrit, flüssiger Süßstoff oder Flavour Drops (in verschiedenen Geschmacksrichtungen), frisch gepresster Zitronensaft und 40–50 Gramm Obst sowie 10 Gramm Mandeln, Nüsse oder Samen dürfen dazukommen. Welche Obstsorten erlaubt sind, entnehmen Sie bitte der Liste etwas weiter hinten.

Zum Mittag- und zum Abendessen kann der Haferbrei mit Gemüsebrühe gekocht werden. Ob Sie mit einem Brühgewürz arbeiten, am ersten Tag einen großen Topf Gemüsebrühe aus Wasser, Gemüsen Ihrer Wahl und etwas Salz und Pfeffer kochen und diese dann über die drei Tage verteilt verwenden, oder eine selbst gemachte Gemüsebrühenpaste verwenden, ist Ihnen überlassen. Wir empfehlen die Paste, die Sie immer auf Vorrat zubereiten und im Kühlschrank haben können. So hat man jederzeit eine köstliche Gemüsebrühe parat und weiß genau, welche Zutaten enthalten sind. Ein Rezept dazu finden Sie auf S. 55.

Der mit Gemüsebrühe gekochte Haferbrei kann mit weiteren Gewürzen wie Pfeffer, Muskat oder Paprika verfeinert werden, was bei einer würzigen Brühe aber meist gar nicht notwendig ist. Zudem können Sie beliebig viele frische oder TK-Kräuter hinzugeben.

Den herzhaften Haferbrei können Sie pro Portion mit 50 Gramm Gemüse verfeinern. Welche Gemüsesorten erlaubt sind, entnehmen Sie bitte der Liste etwas weiter hinten. Sie können die Gemüsesorten auch miteinander mischen. Das Gemüse können Sie natürlich garen, achten Sie dabei aber bitte darauf, dies ohne

Fettzugabe zu machen. Viele Gemüsesorten kann man in einer beschichteten Pfanne fettfrei braten, andere in etwas Wasser dünsten, und bei manchen reicht es auch, wenn man sie einfach klein geschnitten oder geraspelt in den heißen Haferbrei gibt und während der Quellzeit der Haferflocken darin garen lässt.

Wenn Sie statt zwei herzhaften Haferbrei-Gerichten lieber zwei süße Gerichte verzehren möchten, können Sie dies natürlich auch tun. Achten Sie dann aber bitte darauf, dass Sie die Obstmenge von maximal 50 Gramm pro Tag einhalten und die beiden Gerichte mit jeweils nur 25 Gramm Obst anreichern.

Die Zutaten für die Hafertage

Folgende Zutaten benötigen Sie für einen intensiven Hafertag:

→ 225 g Haferflocken, zart oder kernig. Dies richtet sich nach Ihren Vorlieben, und Sie können die Flockenart auch mischen oder variieren, beispielsweise zarte Haferflocken für die süßen und kernige Haferflocken für die herzhaften Gerichte.

→ Wasser und/oder Gemüsebrühe. Pro Hafermahlzeit benötigen Sie 300–500 ml, was sich ebenfalls wieder nach Ihren Vorlieben richtet. Mögen Sie Ihren Haferbrei eher flüssig, nehmen Sie 500 ml, wenn er bei Ihnen eher schlonzig sein soll, 300 ml oder mehr.

- Bei der Gemüsebrühe ist es Ihnen überlassen, ob Sie ein Brühgewürz verwenden, die Suppe frisch kochen (aus Wasser, etwas Salz und Pfeffer und den Gemüsesorten Ihrer Wahl) oder eine Paste für Gemüsesuppe herstellen und diese verwenden (Rezept auf S. 55).
- Ob Sie den Haferbrei mit Wasser oder Gemüsebrühe kochen, richtet sich nach Ihrem Geschmack und danach, wie Sie ihn weiter zubereiten möchten (süß oder herzhaft).

→ Optional: 40–50 g Obst aus der Liste der empfehlenswerten Obstsorten.

→ Optional: gesamt 100 g Gemüse aus der Liste der empfehlenswerten Gemüsesorten, also sinnvollerweise 2 Mahlzeiten mit jeweils 50 g Gemüse.
  - Obst und Gemüse sollten frisch sein, auf keinen Fall gesüßte Konservenware.

→ Optional: 10 g Mandeln, Nüsse oder Samen.

→ Optional: Frische Kräuter oder TK-Kräuter sowie Gewürze wie Pfeffer, Paprikapulver, Zimt, Vanille etc. – weiteres Salz ist nicht nötig, da in der Gemüsebrühe bereits Salz enthalten ist.

→ Optional: Süßungsmittel wie flüssigen Süßstoff, Flavour Drops (verschiedene Geschmacksrichtungen möglich), Erythrit – bitte an den Hafertagen kein Zucker, Honig, Ahornsirup etc.

→ Mindestens 2 Liter zusätzliche Flüssigkeit, optimal Wasser, möglich ist auch ungesüßter Früchte- oder Kräutertee.

Zutaten	**Menge für 1 Hafertag**
Haferflocken, zart oder kernig	225 g
Wasser oder Gemüsebrühe für den Haferbrei	900–1.500 ml
Gemüse	100 g
Obst	40–50 g
Mandeln oder Nüsse	10 g (ca. 1 EL)
Kräuter	nach Belieben
Gewürze	nach Belieben
Süßstoff, Erythrit oder Flavour Drops	in Maßen
Zitronensaft, frisch gepresst	nach Belieben
Wasser/ungesüßter Tee	mindestens 2 l

Empfehlenswerte Gemüsesorten zur Ergänzung

Während der intensiven Hafertage sollten Sie ausschließlich Gemüsesorten mit einem geringen Kohlenhydratgehalt einsetzen. Ideal ist Gemüse mit weniger als 5 Gramm Kohlenhydrate auf 100 Gramm. Dazu gehören die folgenden Gemüsesorten.

Gemüsesorten mit einem Kohlenhydratanteil < 5 g pro 100 g:

Artischocke	Grünkohl	Radieschen
Aubergine	Gurke	Rosenkohl
Avocado	Knollensellerie	Rotkohl
Blumenkohl	Kohlrabi	Rucola
Brokkoli	Kopfsalat	Spargel
Brunnenkresse	Lauch	Spinat
Champignon	Mangold	Stangensellerie
Chicorée	Möhre	Steinpilz
Chinakohl	Okra	Tomate
Eisbergsalat	Paprikaschote	Weißkohl
Feldsalat	Pastinake	Zucchini
Fenchel	Porree	
Grüne Bohnen	Radicchio	

Empfehlenswerte Obstsorten zur Ergänzung

Beim Obst ist es empfehlenswert, Sorten mit einem Kohlenhydratanteil von weniger als 10 Gramm auf 100 Gramm zu wählen. Obstsorten, die etwas über 10 Gramm Kohlenhydrate pro 100 Gramm haben, können Sie ebenfalls einsetzen, sollten bei diesen die tägliche Menge aber von 50 auf 40 Gramm reduzieren.

Obstsorten mit einem Kohlenhydratanteil < 10 g pro 100 g:

Aprikose	Himbeere	Preiselbeere
Brombeere	Holunderbeere	Rhabarber
Cantaloupemelone	Johannisbeere, rot	Stachelbeere
Clementine	Limette	Wassermelone
Erdbeere	Orange	Zitrone
Grapefruit	Papaya	
Heidelbeere	Pfirsich	

Obstsorten mit einem Kohlenhydratanteil etwas > 10 g pro 100 g (hier maximal 40 g pro intensivem Hafertag)

Ananas	Honigmelone	Mango
Apfel	Johannisbeere, schwarz	Nektarine
Birne	Kirsche (süß)	Pflaume
Feige	Kiwi	Sauerkirsche
Granatapfel	Mandarine	

Süßen und würzen

Auf Zucker, Honig, Ahornsirup, Agavendicksaft und Co. sollten Sie während der Hafertage gänzlich verzichten. Wenn Sie Ihren Haferbrei süßen möchten, können Sie ein wenig Erythrit verwenden, das nahezu keine Kalorien hat, den Blutzucker- und Insulinspiegel nicht beeinflusst und daher auch für Diabetiker geeignet ist. Auch flüssiger Süßstoff ist möglich, ebenso wie sogenannte Flavour Drops, die es von verschiedenen Firmen mit den unterschiedlichsten Bezeichnungen (Flavour, Flav, Taste Drops etc.) gibt. Sie enthalten keine Kalorien, süßen aber ungemein und sind in verschiedenen Geschmacksrichtungen wie Vanille etc. erhältlich.

Für den süßen Haferbrei bieten sich auch Zimt und Vanille an. Achten Sie bei der Vanille aber bitte darauf, eine natürliche Vanilleschote zu verwenden und kein Vanillearoma, da sich in diesem oft Zucker versteckt.

Den herzhaften Haferbrei können Sie mit Gewürzen wie Pfeffer, Muskat, Paprika, Curry etc. aufpeppen – sofern dies nötig ist, weil die Gemüsebrühe ja bereits sehr schmackhaft ist. Auch Ingwer, Kurkuma oder Chili – frisch oder als Pulver – sind wunderbar als Würzung geeignet.

Kräuter in frischer oder tiefgekühlter Form können Sie ebenfalls nach Belieben hinzugeben oder über Ihre Mahlzeit streuen. Auch Sprossen dürfen Sie zusätzlich einsetzen.

Tag 1–3: Verzicht auf weitere Zusätze

Während der intensiven Haferkur sollten Sie zusätzliche Eiweiße und Fette konsequent meiden, da sie die Insulinwirkung vermindern können. Dies bedeutet, dass Sie den Haferbrei auch nicht mit Milch kochen sollten. Beim Obst und Gemüse ist darauf zu achten, dass Sie kein Trockenobst und Konservenobst verwenden und auch keine Gemüsemischungen oder Gemüsekonserven, da diese Zusätze enthalten können.

Tag 4–7: Individuelle Haferkur

Nachdem Sie drei Tage lang die intensive Haferkur durchgeführt haben, folgen vier Hafertage, die im Prinzip gleich aufgebaut sind, bei denen Sie aber einige weitere Zutaten konsumieren dürfen.

Dies bedeutet konkret:

- Sie essen weiterhin pro Tag 225 Gramm Haferflocken, verteilt auf drei Mahlzeiten – keine Zwischenmahlzeiten und keine zusätzlichen Snacks o. Ä.
- Die Haferflocken werden weiterhin mit jeweils 300–500 ml Wasser oder Gemüsebrühe gekocht – kein Haferdrink, keine Milch etc.

→ Auch das Süßen und Würzen geht vonstatten wie bei den intensiven Hafertagen.

→ Und auch Obst, Gemüse, Nüsse und Samen kommen weiterhin hinzu. Allerdings können Sie nun die Gemüse- und Obstportionen ein wenig erhöhen und durchaus auch einmal zu den Obstsorten mit einem höheren Kohlenhydratgehalt greifen. Bleiben Sie aber bitte weiterhin bei einem guten Maß, ideal ist es, wenn Sie an diesen vier Tagen jeweils 50–70 g Obst essen und beim Gemüse auf 100–150 g pro Tag gehen.

→ Zusätzlich dazu können Sie an den vier individuellen Tagen jeweils ein oder zwei Eier verzehren, als gekochtes Ei, pochiertes Ei oder auch als Spiegelei.

→ Außerdem sind hier kleine Mengen an magerem Geflügelfleisch, wie zum Beispiel Hähnchenbrustfilet, und Fisch, wie zum Beispiel Lachs, erlaubt.

→ Und Sie können die Zubereitung mit maximal 1 Teelöffel Öl pro Tag ergänzen, außerdem weitere fettarme Zutaten in geringen Mengen integrieren, wie sehr fettarmen Joghurt, passierte Tomaten etc.

Die Kalorienaufnahme an den individuellen Hafertagen liegt zwischen 1.300 und 1.400 Kalorien pro Tag – also etwas mehr als an den intensiven Hafertagen und immer noch sehr gut für eine Gewichtsreduktion geeignet.

Die richtigen Getränke zur Unterstützung der Kur

An den Hafertagen sollte man aufgrund der sehr hohen aufgenommenen Ballaststoffmenge unbedingt auf eine ausreichende Flüssigkeitsaufnahme achten. Mindestens 2 Liter Wasser pro Tag sind ideal, Früchte- oder Kräutertee ist ebenfalls erlaubt.

Das schlanke Haferkur-Programm für eine Woche

Die Hafertage sind sehr leicht durchzuführen und auch leicht variierbar. Bei den drei intensiven Hafertagen stehen Ihnen bei der Verfeinerung Ihres Haferbreis mit den erlaubten Zutaten alle Möglichkeiten offen, und bei den vier individuellen Hafertagen haben Sie, wie eben gesehen, noch weitere Möglichkeiten.

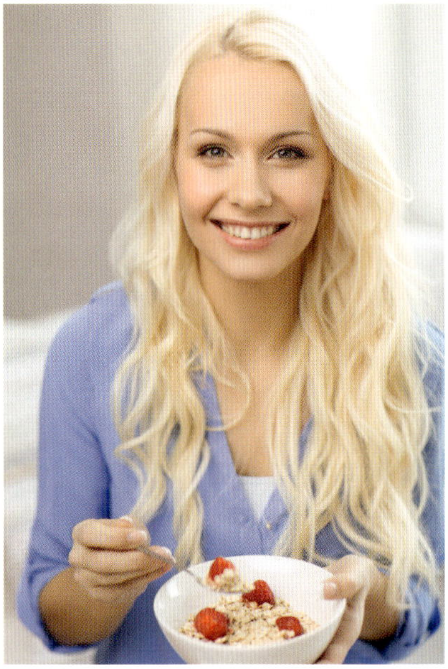

Es hat sich gezeigt, dass viele Menschen es bevorzugen, zum Frühstück einen süßen Haferbrei mit Obst und zum Mittag- und Abendessen einen Gemüsebrühe-Haferbrei mit Gemüse zu verzehren. Daher ist unser Wochenplan so aufgebaut, dass es zum Frühstück das Obstgericht und zum Mittag- und Abendessen jeweils ein Gemüsegericht gibt – ab Tag 4 auch einmal mit Ei, Geflügel und/oder Fisch. Natürlich können Sie dies nach Ihren Vorlieben variieren und beispielsweise herzhaft frühstücken und mittags Obst essen – wichtig ist nur, dass Sie sich an die erlaubten Zutaten halten.

Unser Wochenplaner mit den dazugehörigen Rezepten, die Sie im Kapitel »Rezepte für 7 schlanke Hafertage« finden, ist natürlich nur ein Vorschlag dafür, wie Sie ihre Haferwoche gestalten können. Selbstverständlich können Sie Ihre eigenen Rezepte kreieren, ganz anderes Obst und/oder Gemüse verwenden, anders kombinieren etc. – hier sind Ihrer Fantasie keine Grenzen gesetzt.

Wochenplaner für die Hafertage

Dieser Wochenplaner zeigt Ihnen unseren Vorschlag für eine 7-tägige Haferkur mit drei intensiven und vier individuellen Hafertagen. Die dazugehörigen Rezepte finden Sie im Kapitel »Rezepte für 7 schlanke Hafertage«.

	Tag 1	Tag 2	Tag 3	Tag 4
Frühstück	Haferbrei mit Himbeeren und Johannisbeeren	Haferbrei mit Brombeeren und Heidelbeeren	Haferbrei mit Erdbeeren und Mandeln	Haferbrei mit Clementine und Granatapfel
Kalorien	344	348	346	351
Mittagessen	Haferbrei mit Champignons, Gurke und Radieschen	Haferbrei mit Rohkostsalat	Haferbrei mit Shiitake und Zucchini	Haferbrei mit Spiegelei und Paprika
Kalorien	364	360	359	483
Abendessen	Haferbrei mit Sellerie, Tomate und Paprika	Haferbrei mit Brokkoli und Möhren	Haferbrei mit buntem Salat	Haferbrei mit Hähnchenbrust, Tomate und Ei
Kalorien	343	358	363	527
Gesamtkalorien für den Tag	1051	1066	1068	1361

	Tag 5	Tag 6	Tag 7
Frühstück	Haferbrei mit Apfel und Zimt	Haferbrei mit Kiwi und Granatapfel	Haferbrei mit Heidelbeeren und Mango
Kalorien	371	332	302
Mittagessen	Haferbrei mit Möhren, Zucchini und Ei	Haferbrei mit Paprika, Salat und Ei	Haferbrei mit Champignons, Spinat und pochiertem Ei
Kalorien	541	524	474
Abendessen	Haferbrei mit Pute in Tomatensoße	Haferbrei mit Hähnchenfrikadellen und Salat	Haferbrei mit Lachs, Salat und Spiegelei
Kalorien	445	464	527
Gesamtkalorien für den Tag	1357	1320	1303

Dauer und Häufigkeit der Hafertage

Wenn Sie die Hafertage zur Verringerung eines gesundheitlichen Problems, wie Stoffwechselstörungen, Bluthochdruck, Magen-Darm-Probleme, zu hohe Blutzuckerwerte, erhöhter Cholesterinspiegel, Prädiabetes, Diabetes Typ-2 o. Ä. durchführen, sollten Sie dies an drei aufeinanderfolgenden Tagen tun. Möchten Sie eine Haferkur für Ihre allgemeine Gesundheit, als Immunkick oder einfach zum Wohlfühlen machen, ist es auch ausreichend, dies über einen Zeitraum von zwei Tagen zu tun. Und zum Abnehmen ist die siebentägige Kur aus drei intensiven und vier individuellen Hafertagen ideal.

Wie häufig Sie die Haferkur wiederholen, ist von Ihrem Befinden abhängig und sollte vor allem bei den oben genannten Erkrankungen mit Ihrem Arzt besprochen werden. Es ist durchaus möglich, einmal monatlich eine Haferkur durchzuführen. Wie sich in Studien gezeigt hat, hält die Langzeitwirkung einer dreitägigen Haferkur in Bezug auf die Blutzuckerwerte und den verringerten Insulinbedarf circa vier Wochen an, sodass nach diesem Zeitpunkt die Werte immer noch verbessert sind. Es kann sehr sinnvoll sein, danach in regelmäßigen monatlichen Abständen eine Haferkur einzuhalten, bei manchen Menschen vielleicht sogar häufiger – bitte immer in Absprache mit dem behandelnden Arzt. Gerade für Diabetes-Patienten sind monatliche Hafertage sinnvoll. Spätestens, wenn Sie merken, dass die Werte wieder steigen oder der Insulinbedarf wieder zunimmt, ist es sinnvoll, erneut eine dreitägige Kur durchzuführen.

Auch einzelne Hafertage können sehr gesund sein, sodass Sie – sofern dies für Sie gesundheitliche Vorteile gezeigt hat – durchaus auch einen wöchentlichen Hafertag einlegen können. Grundsätzlich ist es nie verkehrt, ab und zu einen Hafertag einzulegen, auch wenn gar keine Probleme bei Ihnen vorliegen. Denn die gesundheitlichen Wirkungen des Hafers tun uns alle gut, und wir können von einem ballaststoffreichen Hafertag mit gesundem Obst und Gemüse nur profitieren.

Hafer im Alltag nach der Haferkur

Hafer ist gesund – ohne Wenn und Aber. Daher sollten Sie ihn völlig unabhängig von den Hafertagen in Ihre tägliche Ernährung aufnehmen. Das tut nicht nur Ihrem Körper gut, sondern ist auch noch enorm lecker, denn bei der Vielfalt der Hafergerichte sind Ihnen keine Grenzen gesetzt.

Warum Hafer in den täglichen Speiseplan aufgenommen werden sollte

Wenn Sie Ihre Haferkur beendet haben, sollten Sie nicht wieder zum eventuellen früheren Trott übergehen, sondern Ihre Ernährung langfristig auf eine gesunde und ballaststoffreiche Ernährung umstellen. Dazu gehört auch, dass Sie regelmäßig Hafer konsumieren – am besten täglich. In welcher Form und zu welcher Tageszeit Sie dies tun, ist dabei natürlich Ihnen überlassen, wobei das Frühstück ideal geeignet ist, um Kalorien einzusparen, wie Sie im Abschnitt »Bauchfett verlieren« gelesen haben.

Wie Hafer im Alltag beim Abnehmen und Gesundbleiben hilft

Von den gesundheitlichen und gewichtsreduzierenden Vorteilen, die Haferprodukte bieten und die Sie im Laufe dieses Buches kennengelernt haben, können Sie auch profitieren, wenn Sie ab und zu Hafer konsumieren. Und auch nach einer Haferkur ist es wohltuend, den Hafer weiterhin regelmäßig in der Ernährung einzubauen. Dabei gilt: Je öfter Hafer auf Ihren Speiseplan wandert, desto besser.

Viele Menschen haben ja noch die gute, alte Hafergrütze im Kopf, die sie vielleicht sogar abschreckend finden. Doch zum einen ist sie das gar nicht, und zum anderen kann man mit Haferprodukten unglaublich viele köstliche Gerichte zaubern. Wenn Sie einen Haferbrei, oder wie es heute oftmals heißt, ein Porridge, ein Müsli mit Haferflocken, Overnight Oats, bei denen das Frühstück schon am Vorabend vorbereitet wird, oder vielleicht auch Hafer-Pancakes oder ein Hafer-Omelett zum Frühstück essen, haben Sie direkt am Morgen einen guten Start in den Tag, decken einen guten Teil Ihrer benötigten Nährwerte ab, tun Ihrem Darm etwas Gutes und bekommen die Energie, die Sie für den Tag brauchen – das gilt für Kinder wie auch für Erwachsene. Auch im weiteren Verlauf des Tages können Sie köstliche Hafergerichte zu sich nehmen, seien es Suppen oder herzhafte Haferbreis am Mittag oder Abend, Haferbratlinge oder -röstis, Fleisch- und Fischgerichte mit Hafer oder zwischendurch auch mal einen Hafersmoothie. Und selbst snacken ist mit Hafer möglich, denn Haferflocken, Hafermehl und Co. eignen sich bestens zum Backen von Keksen, Muffins, Kuchen, Brot und Brötchen. Wenn Sie jetzt noch nicht überzeugt sind, schauen Sie einmal in den hinteren Teil des Buches, in dem Sie viele köstliche Rezepte finden.

Basics selbst herstellen

Vorhin wurde es bereits beim Thema Gemüsebrühe angesprochen: Je mehr Sie selbst zubereiten, desto besser ist dies grundsätzlich. Bei der Gemüsebrühe, die man frisch kochen oder für die man eine Paste zubereiten kann, zeigt sich dies ganz deutlich. Zum einen ist es enorm praktisch, immer ein Glas Gemüsebrühenpaste im Kühlschrank zu haben, um diese jederzeit als Basis für eine Suppe oder auch für Soßen zu verwenden. Zum anderen wissen Sie ganz genau, welche Zutaten in Ihre Suppe kommen und können sicher sein, dass keine Konservierungsstoffe o. Ä. verwendet wurden.

Auch bei den Haferprodukten können Sie selbst tätig werden. Zum einen können Sie Hafermehl ganz leicht selbst herstellen, das geht schnell mit Haferflocken, die man ohnehin eigentlich immer im Haus hat, man kann die Menge machen, die man braucht und muss das Mehl nicht suchen – denn in jedem Supermarkt steht es nun mal nicht im Mehlregal. Außerdem ist es meist günstiger, bestimmte Basics selbst herzustellen, als sie im Reformhaus oder Bioladen zu kaufen.

Eine Stärke auf Haferbasis zu kaufen, so wie Speisestärke, ist schier unmöglich. Hier können Sie sich aber mit (selbst gemachtem) Hafermehl ganz leicht helfen. Und auch Haferdrink – ungesüßt oder gesüßt – sowie Hafersahne können Sie sehr leicht selbst herstellen. Das ist viel einfacher, als man denkt, und wesentlich günstiger.

Also, ran an den Hafer, selbst gemacht schmeckt es nämlich noch mal viel besser.

Gemüsebrühenpaste

Für ca. 600 g Paste – Zubereitungszeit: 45 Minuten

Zutaten

- 100 g Möhren
- 50 g Zwiebeln
- 1 Knoblauchzehe
- 100 g Knollensellerie
- 50 g Staudensellerie
- 100 g Lauch
- 50 g Tomaten
- 50 g Zucchini
- 50 g Champignons
- 1 Bund gemischte Kräuter (Basilikum, Salbei, Rosmarin, Thymian, Oregano, Lorbeer etc.), alternativ TK-Kräuter
- 3 Stiele Petersilie
- 1 EL Olivenöl
- 100 g Meersalz

Zubereitung

1. Die Möhren, die Zwiebeln und den Knoblauch schälen. Das übrige Gemüse und die frischen Kräuter putzen und waschen.
2. Das Gemüse grob zerkleinern. Die Kräuter von den Stielen zupfen und grob hacken.
3. Das Öl in einem großen Topf erhitzen und das Gemüse darin andünsten. Dann die Kräuter dazugeben, mit einem Schuss Wasser ablöschen, das Salz einrühren und abgedeckt auf sanfter Hitze gut 30 Minuten einkochen lassen.
4. Wenn das Gemüse weich ist, den Topf vom Herd nehmen und mit dem Mixstab fein pürieren.
5. Die Paste anschließend in ein oder zwei Schraubgläser füllen und abkühlen lassen.
6. Danach im Kühlschrank aufbewahren, dort hält sie sich mehrere Wochen.

Info: Zum Herstellen einer Gemüsebrühe verwendet man 1–2 TL der Paste auf 500 ml Wasser.

Nährwerte pro 10 g (ca. 1 TL):

4 kcal, 0,2 g Fett, 0,4 g Kohlenhydrate, 0,2 g Eiweiß, 0,3 g Ballaststoffe

Hafermehl

Für 100 g – Zubereitungszeit: 5 Minuten

Zutaten

- 100 g Haferflocken, blütenzart

Zubereitung

1. Die Haferflocken in einen Standmixer oder ein hohes Gefäß geben. Alternativ eignet sich auch ein Multizerkleinerer.
2. Im Standmixer oder Multizerkleinerer die Haferflocken ca. 30 Sekunden mixen. Bei Verwendung eines Stabmixers diesen während des Mixens auf und ab bewegen und ca. 30 Sekunden mixen.
3. Dann das Gefäß schütteln und am besten mit einem Löffel umrühren, um zu überprüfen, ob einige Haferflocken noch nicht zerteilt sind. Wenn dies der Fall ist, erneut mixen.
4. Das Hafermehl in ein verschließbares Gefäß geben und nach Bedarf verbrauchen.

Nährwerte pro 100 g:

368 kcal, 7 g Fett, 58,7 g Kohlenhydrate, 13,5 g Eiweiß, 10 g Ballaststoffe

Hafer-Mehlschwitze

Für 1 Portion – Zubereitungszeit: 5 Minuten

Zutaten

- ½ EL Butter
- 20 g Hafermehl
- 100 ml Haferdrink
- ca. 400 ml Wasser, alternativ Gemüsebrühe
- Salz, Pfeffer & Muskatnuss

Zubereitung

1. Die Butter in einem Topf schmelzen lassen. Das Hafermehl einstreuen und mit einem Holzlöffel gut verrühren.

2. Dann den Haferdrink zugießen und rühren, bis keine Klümpchen mehr enthalten sind.
3. Nun nach und nach so viel Wasser oder Gemüsebrühe dazugießen, bis die gewünschte Konsistenz erreicht ist.
4. Die Soße kurz aufkochen lassen, mit Salz, Pfeffer und Muskatnuss abschmecken und nach Belieben verwenden.

Tipp: Sie können mit Hafermehl auch Soßen ähnlich wie mit Speisestärke andicken. Dazu je nach Soßenmenge 1–2 TL Hafermehl mit kaltem Wasser verrühren, bis keine Klümpchen mehr enthalten sind, dann in die heiße Soße einrühren, einmal aufkochen und dann für einige Minuten quellen lassen.

Nährwerte pro Portion:

135 kcal, 5 g Fett, 18 g Kohlenhydrate, 4 g Eiweiß, 3 g Ballaststoffe

Haferdrink

Für gut 1 Liter, ca. 5 Portionen – Zubereitungszeit: 10 Minuten

Zutaten

- 90 g Haferflocken
- 1 l Wasser
- 1 Prise Salz
- für die gesüßte Variante zusätzlich 2 Datteln, entkernt

Zubereitung

1. Die Haferflocken mit dem Wasser und der Prise Salz in einen Standmixer geben.
2. Auf der höchsten Stufe mixen, bis die Haferflocken püriert sind. Dabei darauf achten, nicht zu lange zu mixen, da der Haferdrink sonst schleimig wird.
3. Wenn ein süßer Haferdrink gewünscht ist, die Datteln etwas zerkleinern, vor dem Mixen dazugeben und dann alles zusammen pürieren.
4. Ein Sieb, das mit einem Passiertuch ausgelegt ist, über eine Schüssel setzen und den Haferdrink hinein-

gießen. Alternativ kann auch ein Nussmilchbeutel verwendet werden.
5. Den Haferdrink vollständig durch das Tuch/den Beutel laufen lassen, den Rest gut auspressen
6. In eine verschließbare Flasche füllen und im Kühlschrank aufbewahren. Dort hält sich der Haferdrink gut 3 Tage.

Tipp: Die übriggebliebene Haferflockenmasse von der Herstellung der Hafersahne und Hafermilch müssen Sie nicht wegwerfen, sondern können sie in Joghurt oder Quark rühren und als Frühstücksgericht genießen.

Nährwerte pro 100 ml, ungesüßt:
33 kcal, 0,6 g Fett, 5,3 g Kohlenhydrate, 1,2 g Eiweiß, 0,9 g Ballaststoffe

Hafersahne

Für ca. 700 ml – Zubereitungszeit: 10 Minuten

Zutaten
- 600 ml Wasser
- 100 g Haferflocken
- 1 Prise Salz
- 1 EL Rapsöl

Zubereitung
1. Das Wasser aufkochen.
2. Die Haferflocken in einen Standmixer geben und ca. 300 ml des kochenden Wassers dazugeben. Stehen lassen und gut 5 Minuten quellen lassen.
3. Nun das restliche Wasser, das Salz und das Öl hinzugeben und die Masse gut 1 Minute pürieren.
4. Ein Sieb, das mit einem Passiertuch ausgelegt ist, über eine Schüssel setzen und die Hafersahne hineingießen. Alternativ kann auch ein Nussmilchbeutel verwendet werden.
5. Die Hafersahne vollständig durch das Tuch/den Beutel laufen lassen, und den Rest kräftig ausdrücken.
6. Entweder direkt verwenden oder in eine verschließbare Flasche füllen und im Kühlschrank aufbewahren. Dort hält sich die Hafersahne ca. 3 Tage.

Tipp: Die Hafersahne eignet sich gut zum Kochen, für Soßen, Suppen etc. Sie lässt sich allerdings nicht wie Schlagsahne aufschlagen.

Nährwerte pro 100 ml:
65 kcal, 2,4 g Fett, 8,4 g Kohlenhydrate, 2 g Eiweiß, 1,4 g Ballaststoffe

Kochen und Backen mit Hafer

Grundsätzlich ist es für eine ausgewogene Ernährungsweise am besten, wenn Sie Ihre Mahlzeiten selbst zubereiten. Selbst zu kochen macht nicht nur Spaß, sondern ist auch gesund. Denn wenn Sie Ihre Speisen einkaufen, vorbereiten und kochen, wissen Sie ganz genau, was auf Ihren Teller kommt. So haben Sie es selbst in der Hand, gesunde und schlanke Mahlzeiten zuzubereiten, und frisch zubereitete Mahlzeiten sind außerdem viel köstlicher als langweiliges Convenience Food.

Und keine Angst, weder das Kochen noch das Backen mit Haferprodukten ist kompliziert. Natürlich ist nicht alles so einfach wie ein Haferbrei, doch ein Hexenwerk ist es auch nicht. Abgesehen davon werfen wir Sie auch nicht einfach ins kalte Wasser, sondern bieten Ihnen nach dem Rezeptteil für die schlanken Hafertage einen zusätzlichen Rezeptteil für Alltagsrezepte mit Hafer, der einige köstliche süße und herzhafte Rezepte rund um den Hafer enthält. Diese könnten Sie genauso nachkochen und nachbacken, aber natürlich auch nach Ihren Vorlieben abwandeln. Die Rezepte sollen Ihnen auch als Beispiel dafür dienen, was mit Hafer alles möglich ist. Denn Hand aufs Herz, die meisten von uns sind über süße Hafergerichte zum Frühstück und vielleicht mal ein paar Haferkekse bisher nicht wirklich hinausgekommen. Daher haben wir ganz gezielt zahlreiche herzhafte Gerichte für Sie kreiert, damit Sie sehen können, wie köstlich und einfach zuzubereiten auch Hafergerichte jenseits des Frühstücksbreis sind.

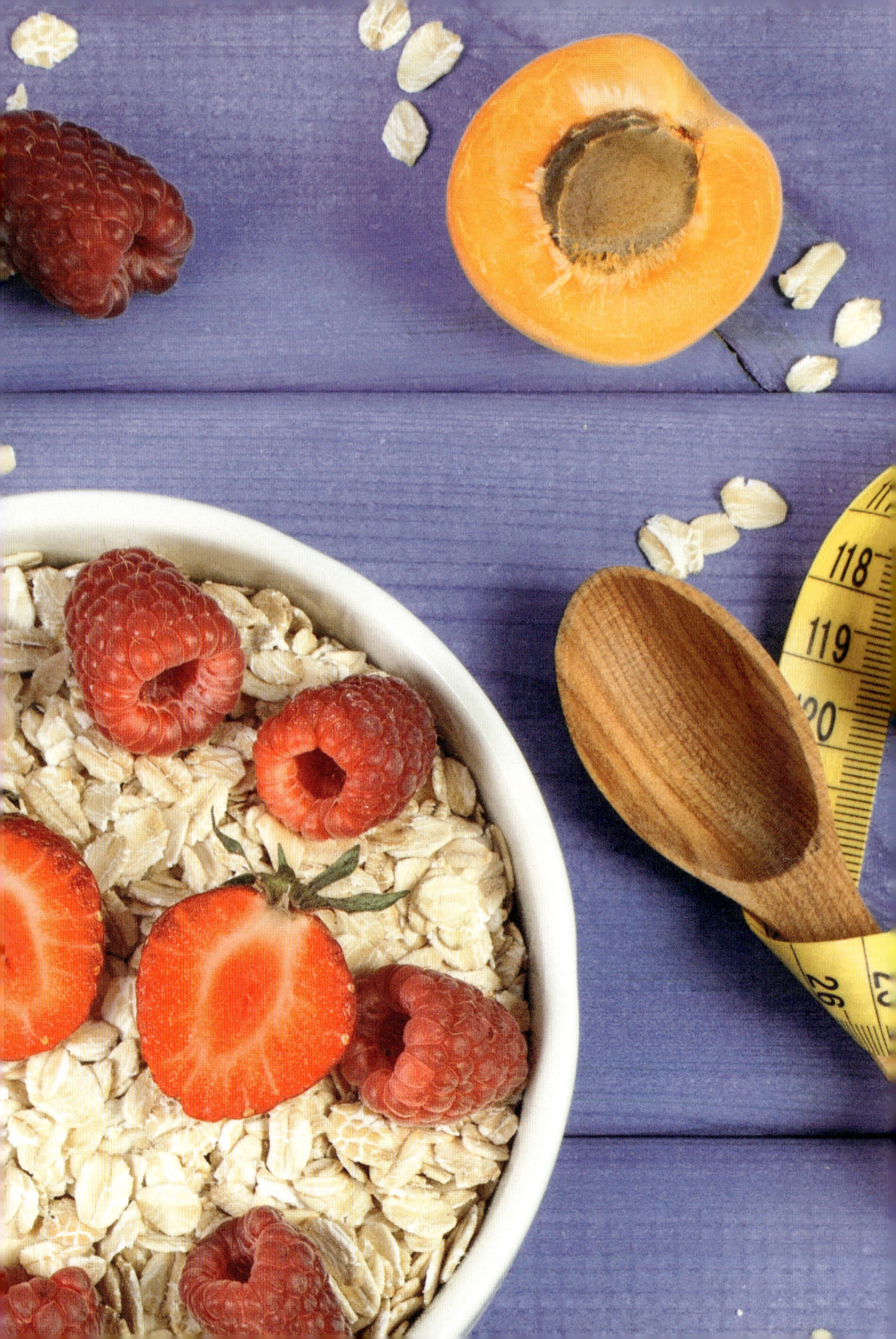
118
119
26

Rezepte für 7 schlanke Hafertage

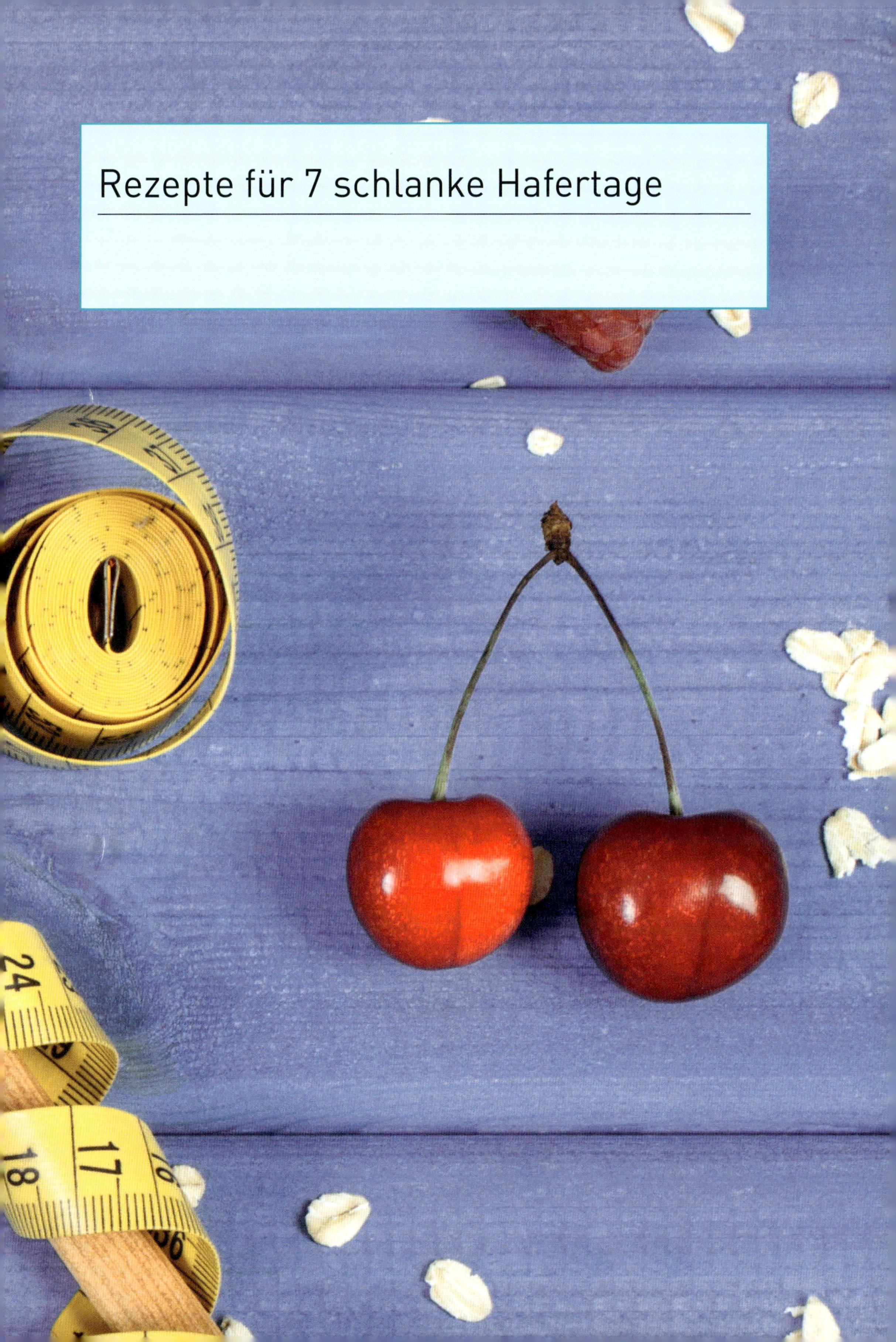

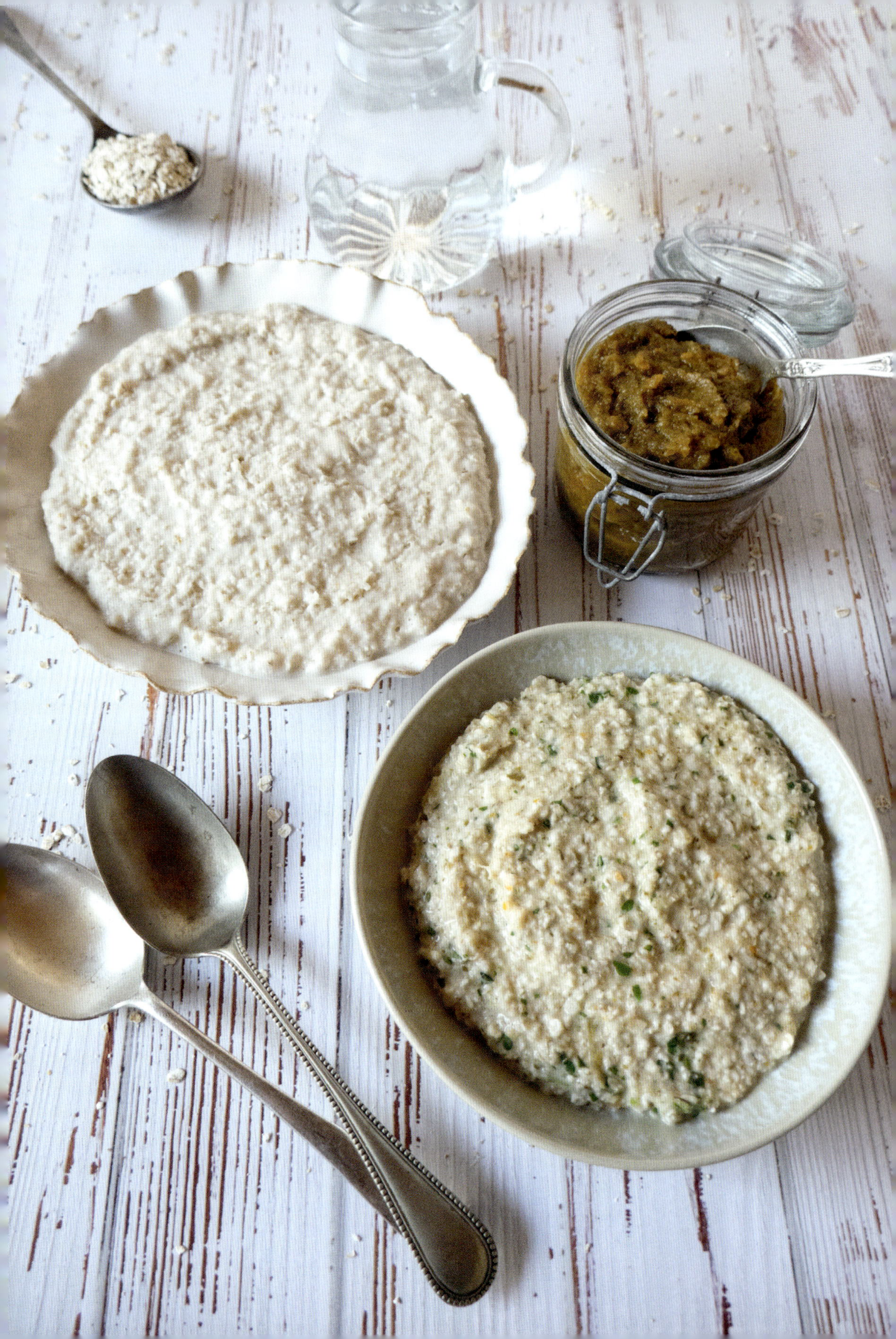

Basis-Haferkur in 2 Varianten

Für 1 Portion
Zubereitungszeit:
15 Minuten

Zutaten

Variante 1

- 75 g Haferflocken
- 300–500 ml Wasser
- optional: etwas Süßstoff oder Flavour Drops
- optional: 1 Prise Zimt oder etwas Vanillemark

Variante 2

- 75 g Haferflocken
- 300–500 ml Gemüsebrühe (s. S. 55)
- optional: Kräuter, nach Belieben
- optional: Gewürze, wie Pfeffer, Paprikapulver etc.

Zubereitung

1. Die Haferflocken mit dem Wasser oder der Gemüsebrühe in einen Topf geben und auf dem Herd einmal aufkochen lassen. Dann vom Herd nehmen und abgedeckt gut 10 Minuten ziehen lassen.
2. Den mit Wasser zubereiteten Haferbrei, wenn gewünscht, mit etwas Süßstoff oder Flavour Drops und/oder Zimt und/oder Vanillemark abschmecken.
3. In den mit Gemüsebrühe zubereiteten Haferbrei nach Belieben gehackte Kräuter rühren. Er kann auch mit Pfeffer, Paprika etc. nachgewürzt werden.
4. Den Haferbrei in eine Schüssel geben und genießen.

! Tipp: Die Menge des Wassers oder der Gemüsebrühe für alle Haferbrei-Gerichte während der Hafertage richtet sich nach Ihren Vorlieben – mögen Sie es flüssig, nehmen Sie 500 ml, genießen Sie Ihren Haferbrei lieber nicht so flüssig, reichen auch 300 ml. Bei allen Gerichten in diesem Kapitel gilt: Entscheiden Sie bitte selbst, ob Sie zarte oder kernige Haferflocken verwenden.

Nährwerte pro Portion Variante 1:
275 kcal, 5 g Fett, 44 g Kohlenhydrate, 10 g Eiweiß, 8 g Ballaststoffe
Nährwerte pro Portion Variante 2:
283 kcal, 5,4 g Fett, 44,8 g Kohlenhydrate, 10,4 g Eiweiß, 8,6 g Ballaststoffe

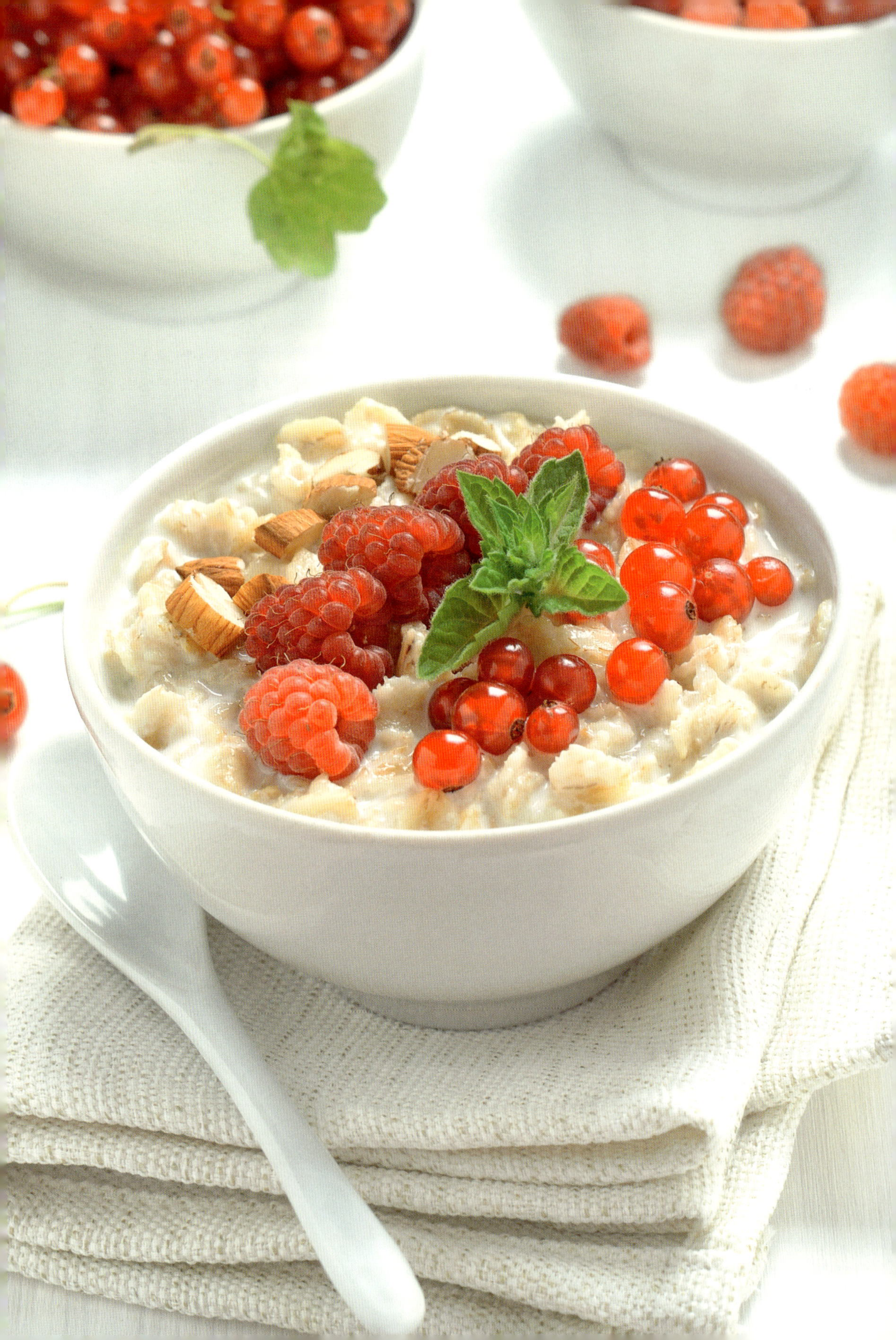

Tag 1 Frühstück

Haferbrei mit Himbeeren und Johannisbeeren

Für 1 Portion
Zubereitungszeit: 15 Minuten

Zutaten

- 75 g Haferflocken
- 300–500 ml Wasser
- 25 g Himbeeren
- 25 rote Johannisbeeren
- 1 EL Mandeln, ca. 10 g
- optional: etwas Süßstoff oder Flavour Drops
- optional: etwas Vanillemark

Zubereitung

1. Die Haferflocken mit dem Wasser in einen Topf geben und auf dem Herd einmal aufkochen lassen. Dann vom Herd nehmen und abgedeckt gut 10 Minuten ziehen lassen.
2. In der Zwischenzeit die Himbeeren und Johannisbeeren waschen und trocken tupfen. Die Johannisbeeren von den Rispen streifen. Die Mandeln grob hacken.
3. Den Haferbrei, wenn gewünscht, mit etwas Süßstoff oder Flavour Drops und/oder ein wenig Mark aus einer Vanilleschote abschmecken.
4. Den Haferbrei in eine Schüssel geben, die Himbeeren, Johannisbeeren und die Mandeln darauf verteilen und servieren.

! Tipp: Bitte verwenden Sie kein Vanillearoma oder ein ähnliches Fertigprodukt, da sich in diesem Zusätze wie Zucker verstecken können, auf die Sie während der Hafertage verzichten sollten.

Nährwerte pro Portion:
344 kcal, 10 g Fett, 48 g Kohlenhydrate, 13 g Eiweiß, 11 g Ballaststoffe

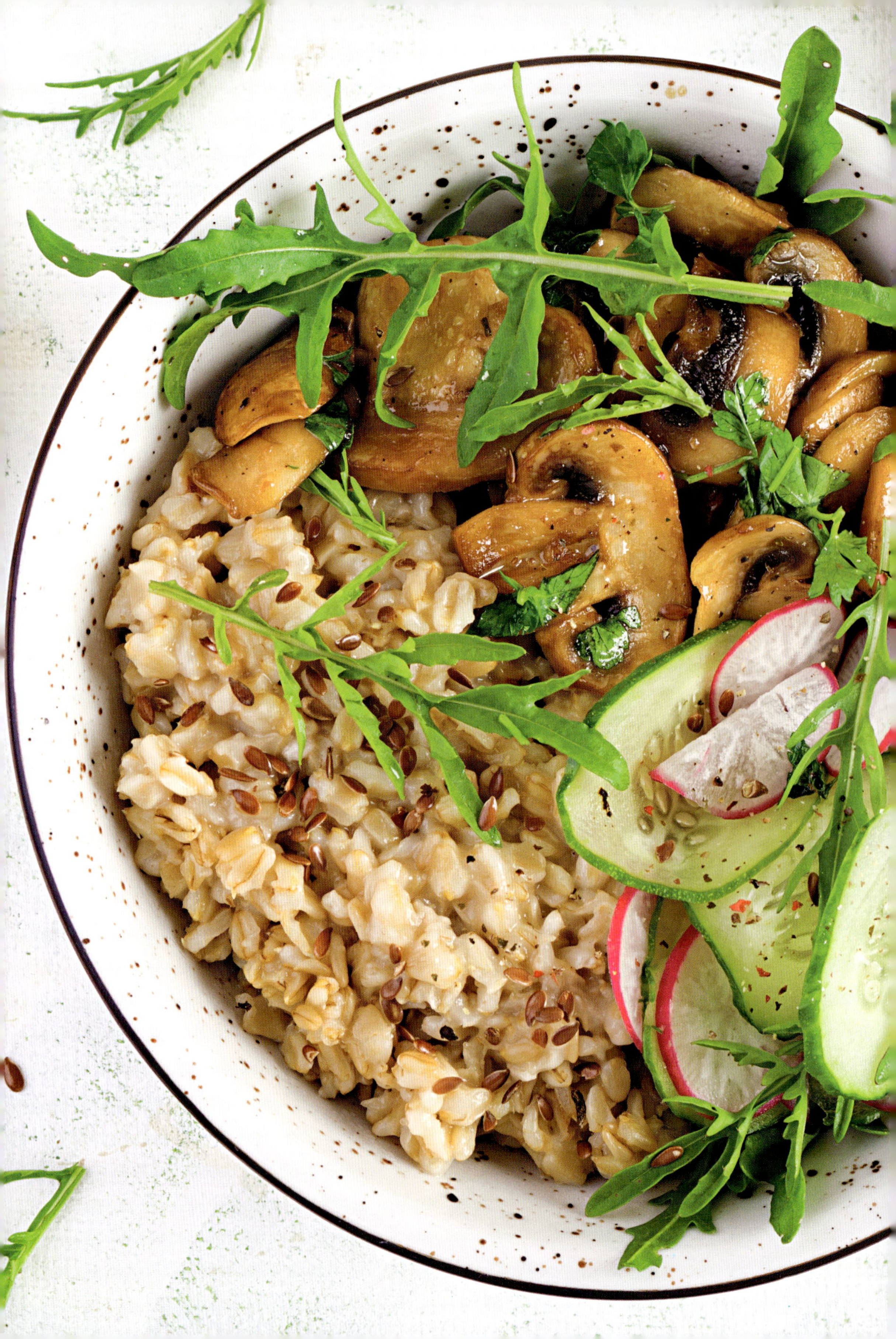

Tag 1 Mittagessen

Haferbrei mit Champignons, Gurke und Radieschen

Für 1 Portion
Zubereitungszeit: 25 Minuten

Zutaten

- 25 g Champignons
- 10 g Salatgurke
- 10 g Radieschen
- 5 g Rucola
- 75 g Haferflocken
- 300–500 ml Gemüsebrühe
- optional: Kräuter, nach Belieben
- 1 TL Leinsamen
- Pfeffer, frisch gemahlen
- optional: weitere Gewürze, wie Paprikapulver etc.

Zubereitung

1. Die Champignons abbürsten und in Scheiben schneiden. Die Gurke und die Radieschen waschen und in feine Streifen schneiden. Den Rucola waschen und trocken schütteln.
2. Die Haferflocken mit der Gemüsebrühe in einen Topf geben und auf dem Herd einmal aufkochen lassen. Dann vom Herd nehmen und abgedeckt gut 10 Minuten ziehen lassen.
3. In der Zwischenzeit die Pilze in einer beschichteten Pfanne ohne Fettzugabe garen.
4. Wenn gewünscht, noch frische oder TK-Kräuter klein gehackt und/oder Gewürze in den Haferbrei rühren.
5. Den Haferbrei in eine Schüssel geben, die Champignons, Gurken- und Radieschenscheiben und den Rucola darauf verteilen, den Leinsamen darüberstreuen, etwas frischen Pfeffer darübermahlen und servieren.

Nährwerte pro Portion:
364 kcal, 12 g Fett, 49 g Kohlenhydrate, 14 g Eiweiß, 13 g Ballaststoffe

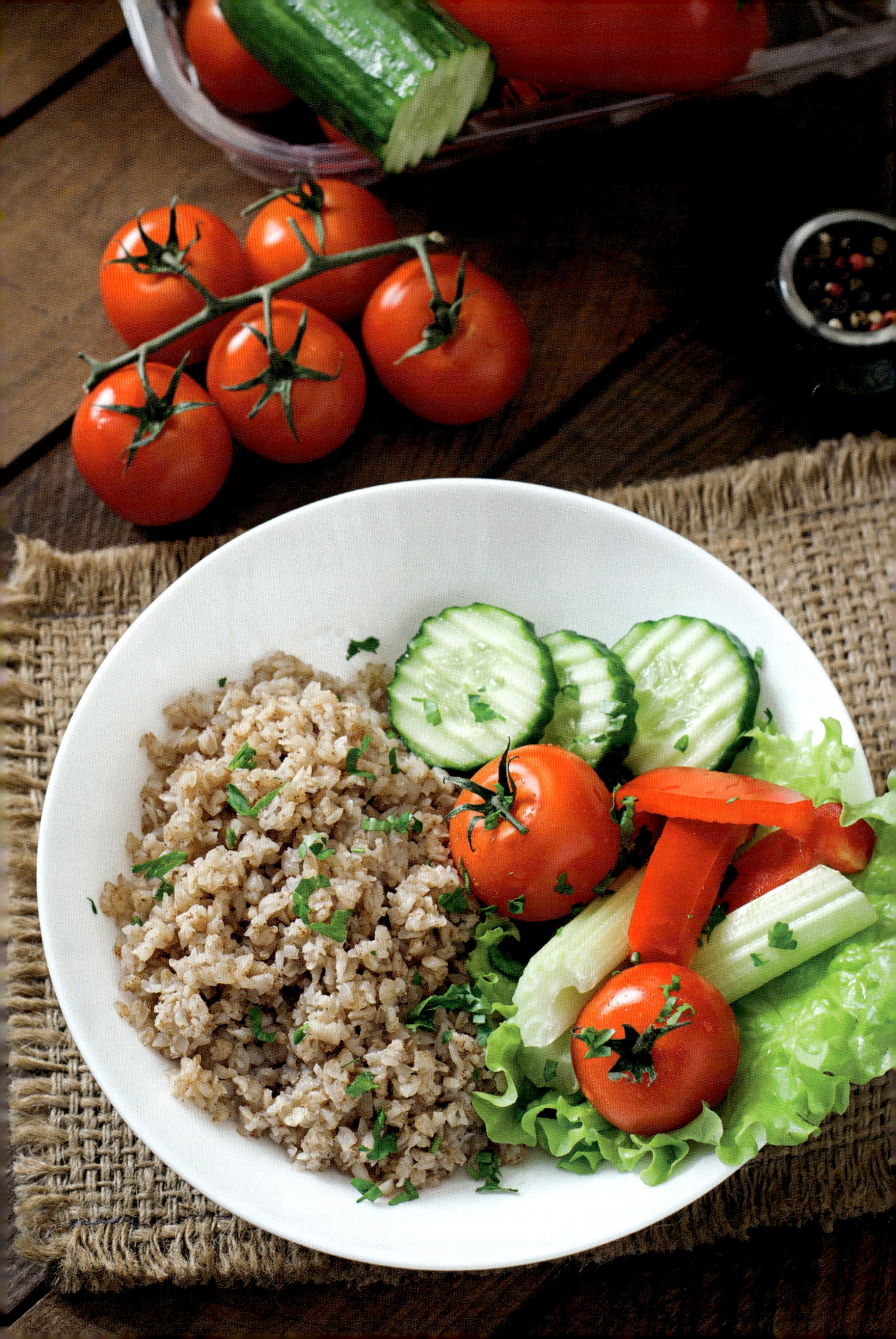

Tag 1 Abendessen

Haferbrei mit Sellerie, Tomate und Paprika

Für 1 Portion
Zubereitungszeit: 25 Minuten

Zutaten

- 1 Blatt Salat
- 3 Scheiben Salatgurke
- 2 Streifen rote Paprika
- 2 Stücke Stangensellerie
- 2 Kirschtomaten
- 75 g Haferflocken
- 300–500 ml Gemüsebrühe
- 1 TL Petersilie, gehackt
- optional: weitere Kräuter, nach Belieben
- optional: Gewürze, wie Pfeffer, Paprikapulver etc.

Zubereitung

1. Das gesamte Gemüse waschen und trocknen. Wenn gewünscht, die Tomaten halbieren.
2. Die Haferflocken mit der Gemüsebrühe in einen Topf geben und auf dem Herd einmal aufkochen lassen. Dann vom Herd nehmen und abgedeckt gut 10 Minuten ziehen lassen.
3. Wenn gewünscht, noch frische oder TK-Kräuter klein gehackt und/oder Gewürze in den Haferbrei rühren.
4. Den Haferbrei in einen Teller geben, das Gemüse daneben anrichten, die Petersilie darüberstreuen und servieren.

! Tipp: Wiegen Sie das Gemüse am besten ab, sodass Sie gesamt auf ca. 50 g Gemüse kommen.

Nährwerte pro Portion:
343 kcal, 10 g Fett, 50 g Kohlenhydrate, 13 g Eiweiß, 11 g Ballaststoffe

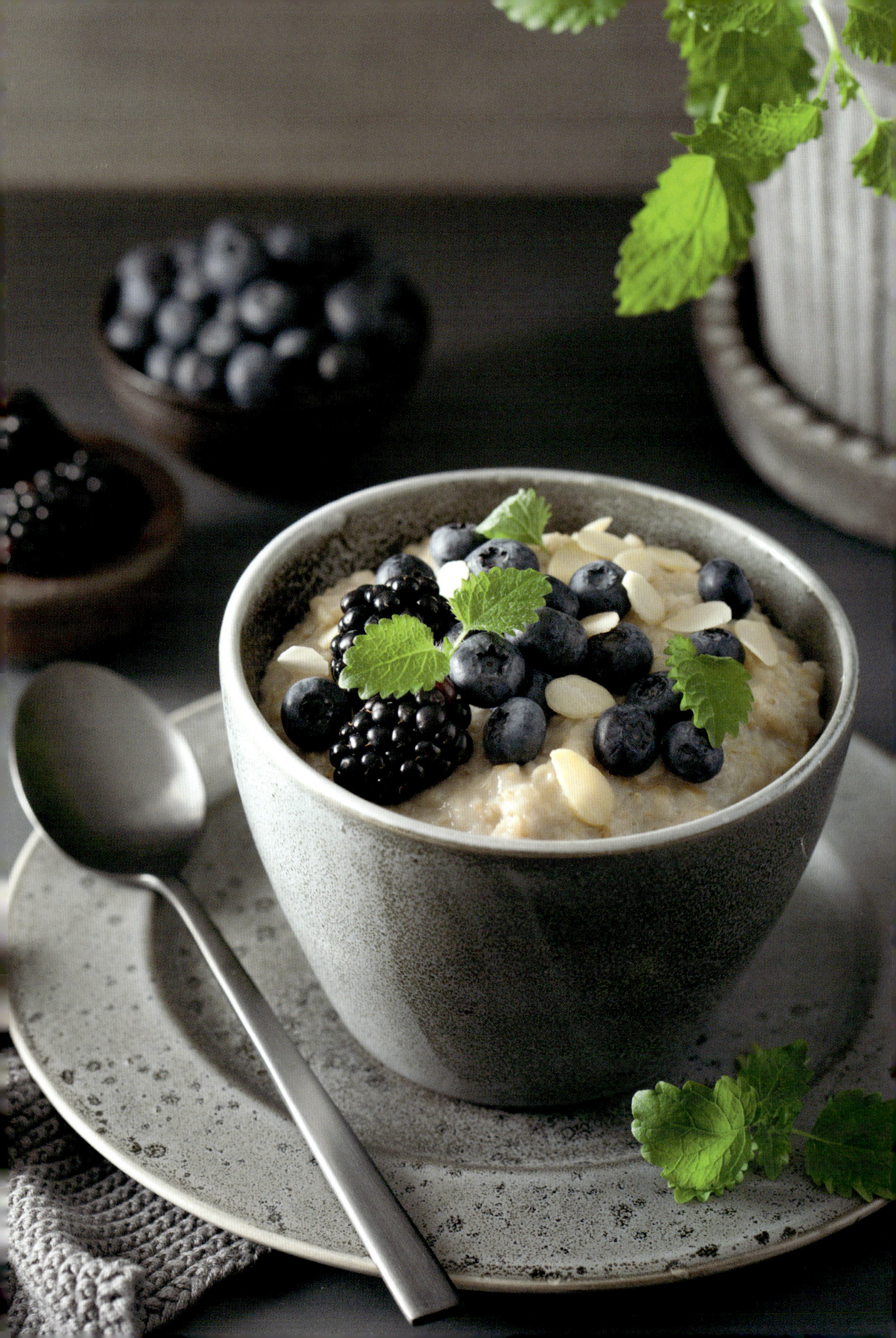

Tag 2 Frühstück

Haferbrei mit Brombeeren und Heidelbeeren

Für 1 Portion
Zubereitungszeit:
15 Minuten

Zutaten

- 75 g Haferflocken
- 300–500 ml Wasser
- 25 g Brombeeren
- 25 g Heidelbeeren
- 1 EL Mandeln, gehobelt, ca. 10 g
- Zimt, nach Belieben
- optional: etwas Süßstoff oder Flavour Drops
- optional: einige Blättchen Zitronenmelisse

Zubereitung

1. Die Haferflocken mit dem Wasser in einen Topf geben und auf dem Herd einmal aufkochen lassen. Dann vom Herd nehmen und abgedeckt gut 10 Minuten ziehen lassen.
2. In der Zwischenzeit die Brombeeren und Heidelbeeren waschen und trocken tupfen.
3. Etwas Zimt in den Haferbrei rühren und diesen, wenn gewünscht, mit etwas Süßstoff oder Flavour Drops abschmecken.
4. Den Haferbrei in eine Schüssel geben, die Brombeeren, Heidelbeeren und die Mandeln darauf verteilen, wenn gewünscht mit Zitronenmelisse anrichten, und servieren.

Nährwerte pro Portion:
348 kcal, 11 g Fett, 49 g Kohlenhydrate, 13 g Eiweiß, 12 g Ballaststoffe

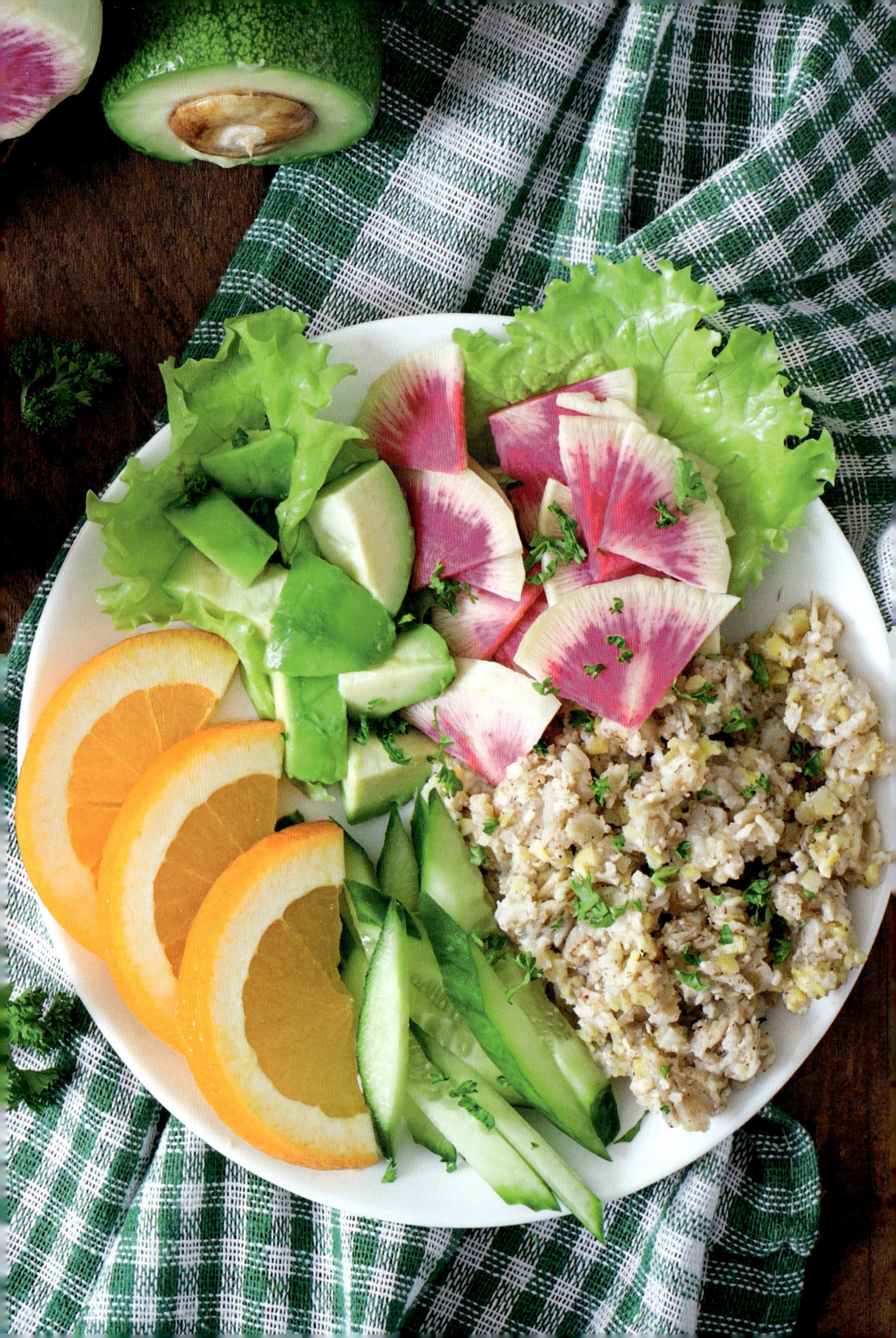

Tag 2 Mittagessen

Haferbrei mit Rohkostsalat

Für 1 Portion
Zubereitungszeit: 25 Minuten

Zutaten

- 1 EL Gurkenstifte
- 1 TL Avocado, klein geschnitten
- 1 EL Rettich, z. B. Daikon oder Melonenrettich
- 1 Blatt Salat
- 2 Orangenscheiben
- 75 g Haferflocken
- 300–500 ml Gemüsebrühe
- 1 TL Petersilie, gehackt
- optional: weitere Kräuter, nach Belieben
- optional: Gewürze, wie Pfeffer, Paprikapulver etc.

Zubereitung

1. Das Gemüse waschen/schälen und in mundgerechte Stücke schneiden. Die Orangescheiben halbieren, von einer Hälfte das Fruchtfleisch herauslösen und fein hacken.
2. Die Haferflocken mit der Gemüsebrühe in einen Topf geben und auf dem Herd einmal aufkochen lassen. Dann vom Herd nehmen und abgedeckt gut 10 Minuten ziehen lassen.
3. Das gehackte Orangenfruchtfleisch unter die Haferflocken rühren. Wenn gewünscht, noch frische oder TK-Kräuter klein gehackt und/oder Gewürze in den Haferbrei rühren.
4. Den Haferbrei in einen Teller geben, das Gemüse und die restlichen Orangenscheiben daneben anrichten, die Petersilie darüberstreuen und servieren.

Tipp: Wiegen Sie das Gemüse am besten ab, sodass Sie gesamt auf ca. 50 g Gemüse kommen.

Nährwerte pro Portion:
360 kcal, 12 g Fett, 50 g Kohlenhydrate, 12 g Eiweiß, 11 g Ballaststoffe

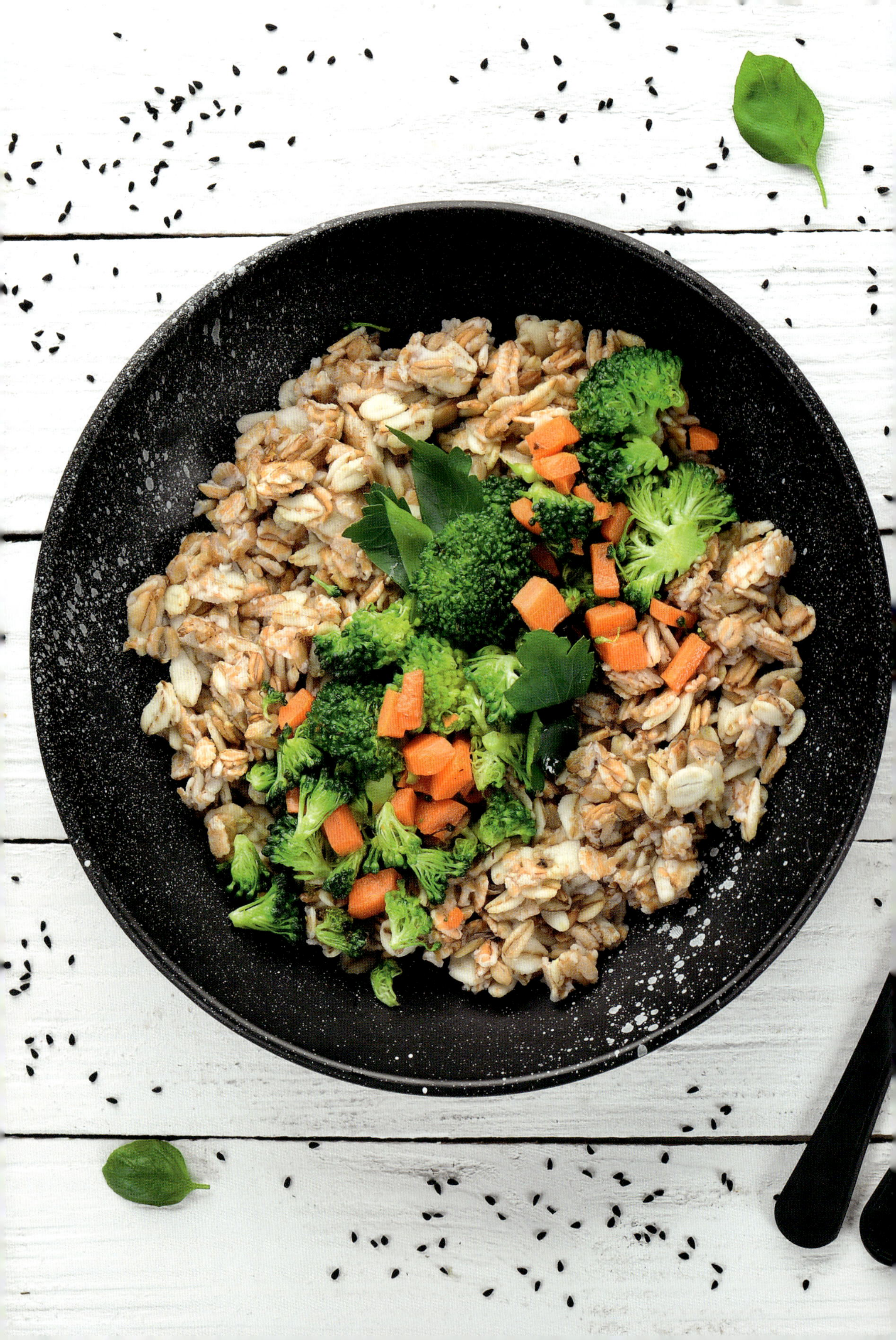

Tag 2 Abendessen

Haferbrei mit Brokkoli und Möhren

Für 1 Portion
Zubereitungszeit: 25 Minuten

Zutaten

- 30 g Brokkoliröschen
- 20 g Möhre
- einige Basilikumblättchen
- 75 g Haferflocken, kernig
- 300–500 ml Gemüsebrühe
- optional: weitere Kräuter, nach Belieben
- optional: Gewürze, wie Pfeffer, Paprikapulver etc.

Zubereitung

1. Die Brokkoliröschen waschen und trocken schütteln. Die Möhre schälen und klein würfeln. Die Basilikumblättchen waschen und trocken schütteln.
2. Den Brokkoli und die Möhren in kochendem Wasser dünsten, bis beides bissfest ist. Dies sollte ungefähr so lange dauern wie die Zubereitung des Haferbreis, also ca. 10 Minuten.
3. Die Haferflocken mit der Gemüsebrühe in einen Topf geben und auf dem Herd einmal aufkochen lassen. Dann vom Herd nehmen und abgedeckt gut 10 Minuten ziehen lassen.
4. Wenn gewünscht, noch frische oder TK-Kräuter klein gehackt und/oder Gewürze in den Haferbrei rühren.
5. Den Haferbrei auf einem Teller anrichten, das Gemüse darübergeben, die Basilikumblättchen daraufstreuen und servieren.

Nährwerte pro Portion:
358 kcal, 11 g Fett, 51 g Kohlenhydrate, 13 g Eiweiß, 12 g Ballaststoffe

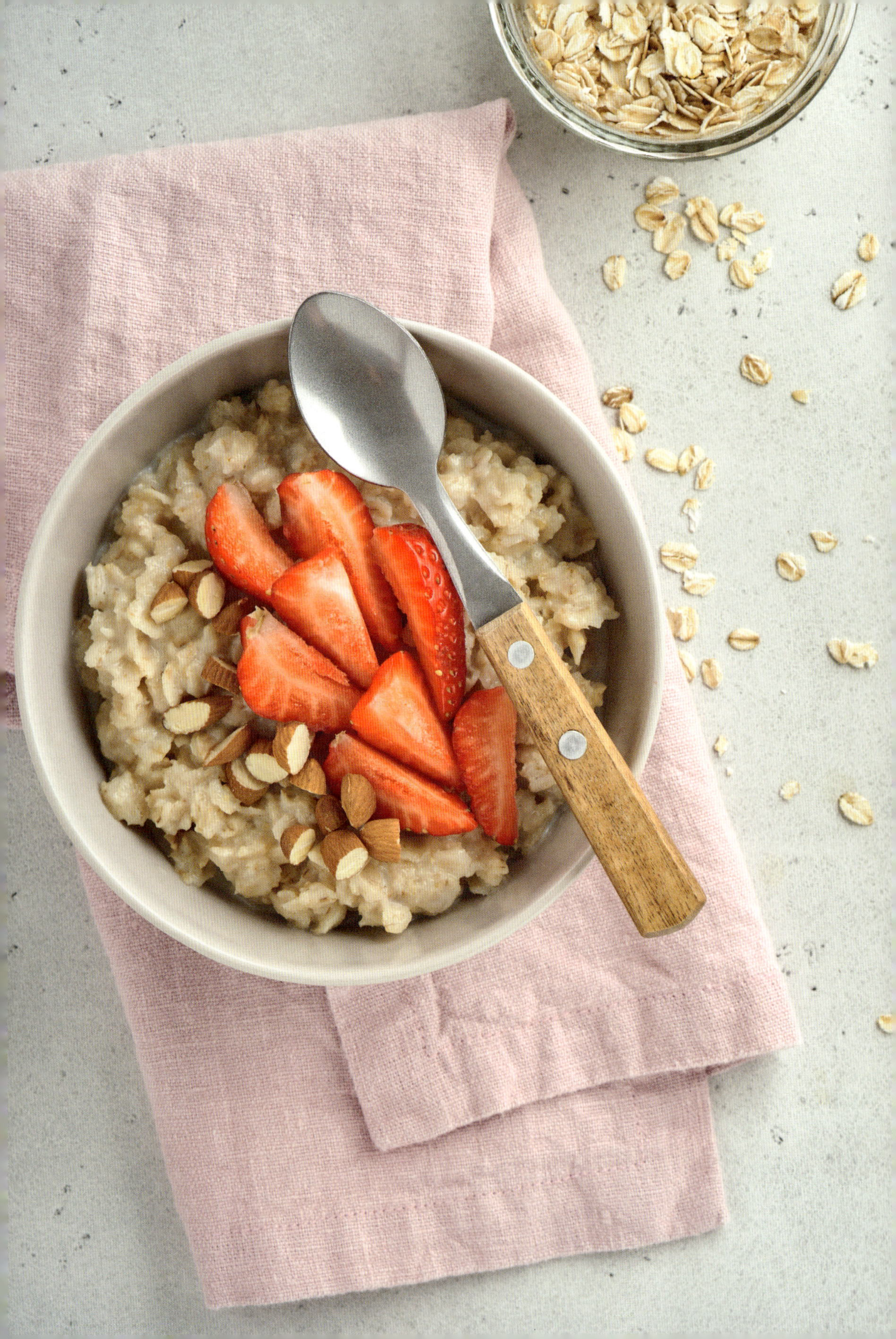

Tag 3 Frühstück

Haferbrei mit Erdbeeren und Mandeln

Für 1 Portion
Zubereitungszeit:
15 Minuten

Zutaten

- 75 g Haferflocken
- 300–500 ml Wasser
- 50 g Erdbeeren
- 1 EL Mandeln, ca. 10 g
- 1 Prise Zimt
- optional: etwas Süßstoff oder Flavour Drops
- optional: etwas Vanillemark

Zubereitung

1. Die Haferflocken mit dem Wasser in einen Topf geben und auf dem Herd einmal aufkochen lassen. Dann vom Herd nehmen und abgedeckt gut 10 Minuten ziehen lassen.
2. In der Zwischenzeit die Erdbeeren waschen und trocken tupfen. Die Mandeln grob hacken.
3. Etwas Zimt in den Haferbrei rühren und diesen, wenn gewünscht, mit etwas Süßstoff oder Flavour Drops und/oder ein wenig Mark aus einer Vanilleschote abschmecken.
4. Den Haferbrei in eine Schüssel geben, die Erdbeeren und die Mandeln darauf verteilen und servieren.

Nährwerte pro Portion:
346 kcal, 11 g Fett, 469 g Kohlenhydrate, 13 g Eiweiß, 10 g Ballaststoffe

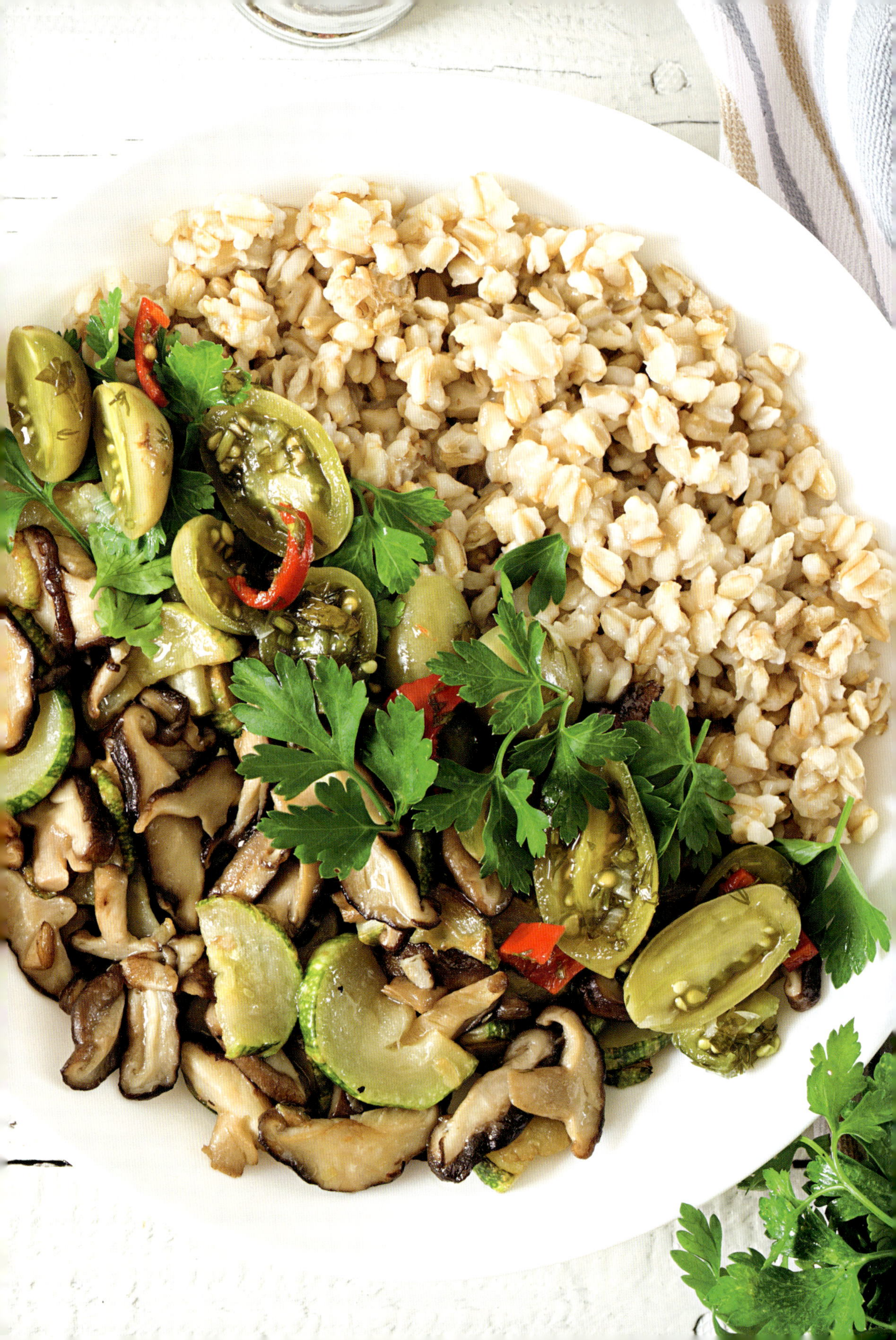

Tag 3 Mittagessen

Haferbrei mit Shiitake und Zucchini

Für 1 Portion
Zubereitungszeit: 25 Minuten

Zutaten

- 25 g Shiitake
- 10 g Zucchini
- 5 g rote Chilischote
- 10 g grüne Kirschtomaten
- 75 g Haferflocken
- 300–500 ml Gemüsebrühe
- 1 TL Blattpetersilie, gehackt
- optional: weitere Kräuter, nach Belieben
- optional: Gewürze, wie Pfeffer, Paprikapulver etc.

Zubereitung

1. Die Shiitake abbürsten und in Scheiben schneiden. Die Zucchini und Chilischote sowie die Tomaten waschen. Die Zucchini in Scheiben, die Chilischote in feine Streifen schneiden und die Tomaten halbieren.
2. Die Haferflocken mit der Gemüsebrühe in einen Topf geben und auf dem Herd einmal aufkochen lassen. Dann vom Herd nehmen und abgedeckt gut 10 Minuten ziehen lassen.
3. In der Zwischenzeit die Pilze, Zucchini und Chilischoten in einer beschichteten Pfanne ohne Fettzugabe garen.
4. Wenn gewünscht, noch frische oder TK-Kräuter klein gehackt und/oder Gewürze in den Haferbrei rühren.
5. Den Haferbrei auf einen Teller geben, die Shiitake, Zucchini, Chili und die Tomaten darauf verteilen, die Petersilie darüberstreuen und servieren.

Nährwerte pro Portion:
359 kcal, 11 g Fett, 53 g Kohlenhydrate, 13 g Eiweiß, 11 g Ballaststoffe

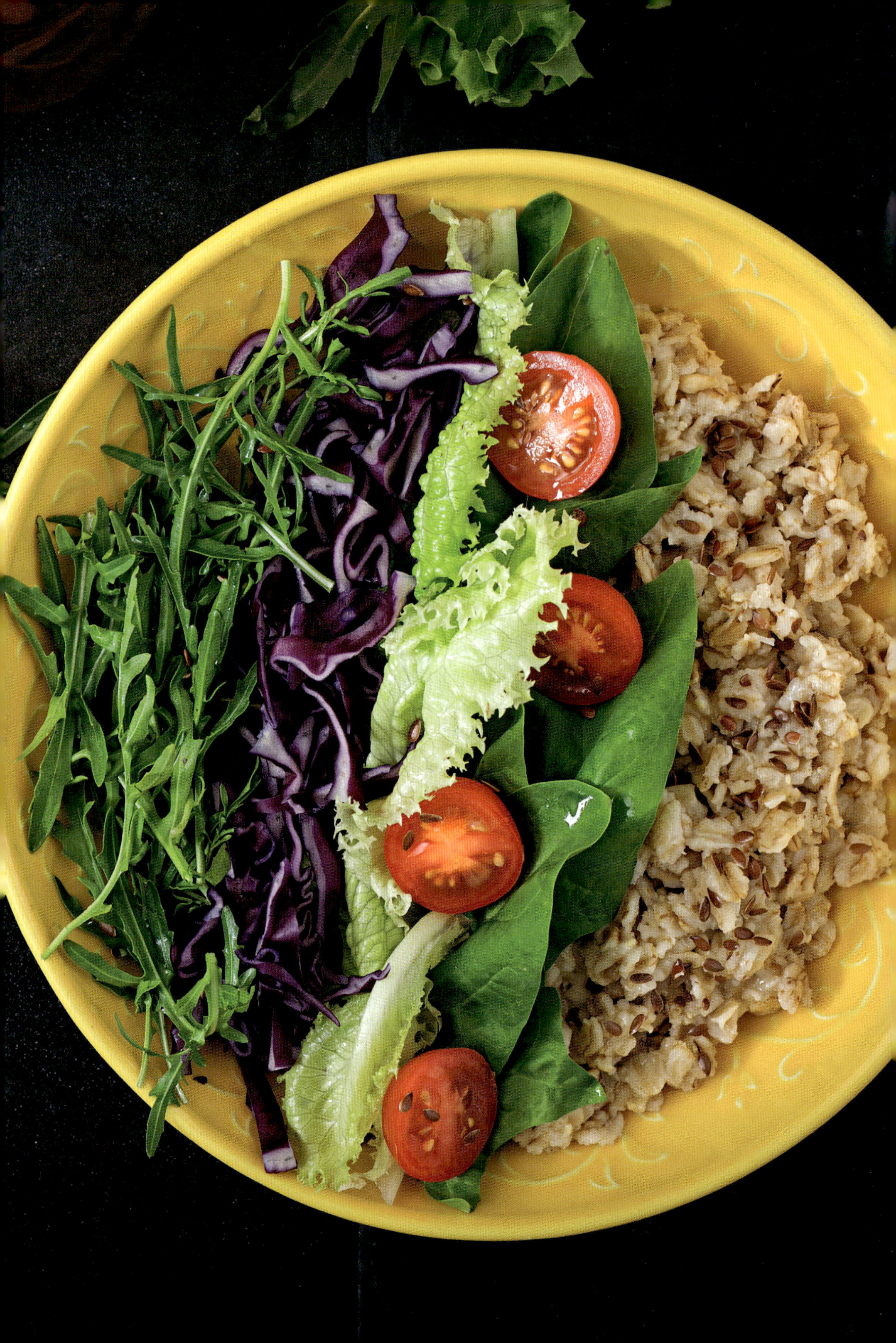

Tag 3 Abendessen

Haferbrei mit buntem Salat

Für 1 Portion
Zubereitungszeit: 25 Minuten

Zutaten

- 15 g Salat, z. B. Kopfsalat und/oder Eichblattsalat
- 10 g Rucola
- 2 Kirschtomaten, ca. 10 g
- 15 g Rotkohl
- 75 g Haferflocken
- 300–500 ml Gemüsebrühe
- 1 TL Leinsamen
- optional: Kräuter, nach Belieben
- optional: Gewürze, wie Pfeffer, Paprikapulver etc.

Zubereitung

1. Die Salate und den Rucola waschen und trocken schütteln. Die Tomaten waschen und halbieren, den Rotkohl in feine Streifen schneiden.
2. Die Haferflocken mit der Gemüsebrühe in einen Topf geben und auf dem Herd einmal aufkochen lassen. Dann vom Herd nehmen und abgedeckt gut 10 Minuten ziehen lassen.
3. Den Leinsamen unter die Haferflocken rühren. Wenn gewünscht, noch frische oder TK-Kräuter klein gehackt und/oder Gewürze in den Haferbrei rühren.
4. Den Haferbrei in einen tiefen Teller geben, das Gemüse daneben anrichten und servieren.

Nährwerte pro Portion:
363 kcal, 12 g Fett, 49 g Kohlenhydrate, 14 g Eiweiß, 9 g Ballaststoffe

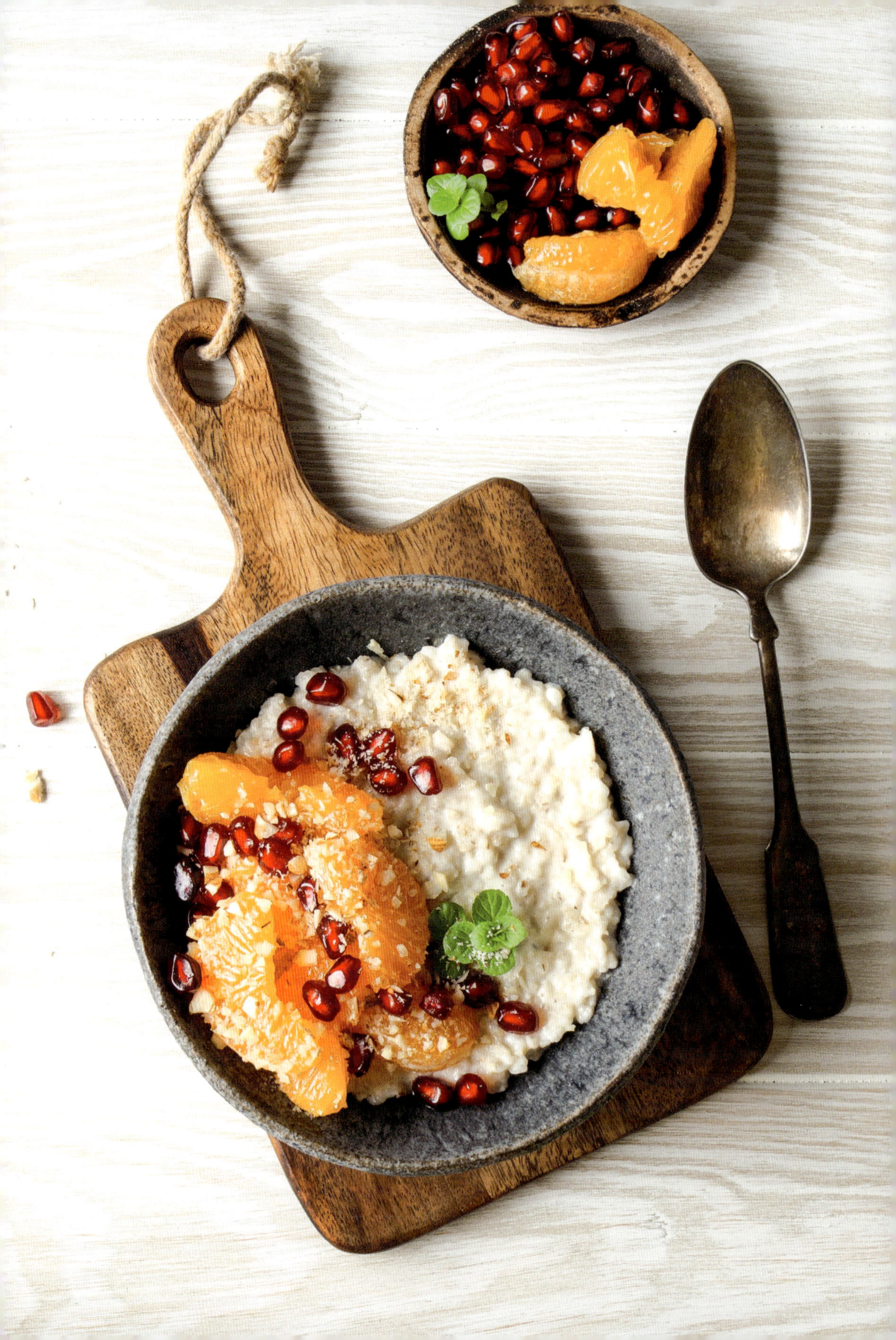

Tag 4 Frühstück

Haferbrei mit Clementine und Granatapfel

Für 1 Portion
Zubereitungszeit: 15 Minuten

Zutaten

- 75 g Haferflocken
- 300–500 ml Wasser
- ½ Clementine, ca. 50–60 g
- 1 TL Mandeln
- 1 TL Zitronensaft, frisch gepresst
- 10 g Granatapfelkerne
- optional: etwas Süßstoff oder Flavour Drops

Zubereitung

1. Die Haferflocken mit dem Wasser in einen Topf geben und auf dem Herd einmal aufkochen lassen. Dann vom Herd nehmen und abgedeckt gut 10 Minuten ziehen lassen.
2. In der Zwischenzeit die Clementine schälen, die Hälfte abnehmen und diese nach Belieben klein schneiden. Die Mandeln klein hacken.
3. Den Zitronensaft in den Haferbrei rühren und diesen, wenn gewünscht, mit etwas Süßstoff oder Flavour Drops abschmecken.
4. Den Haferbrei in eine Schüssel geben, die Clementinenstücke und Granatapfelkerne darauf verteilen, die gehackten Mandeln darüberstreuen und servieren.

! **Info:** Clementinen und Granatäpfel haben etwas mehr Kohlenhydrate als die anderen empfohlenen Obstsorten, daher sollten Sie während der intensiven Hafertage täglich maximal 40 g dieser Obstsorten zu sich nehmen. Da ab Tag 4 die individuellen Hafertage beginnen, können Sie bedenkenlos eine etwas größere Obstportion essen. Tipp: Wenn Sie Frühstück für 2 Personen machen, ist es ideal, sich die Clementine zu teilen.

Nährwerte pro Portion:
351 kcal, 10 g Fett, 51 g Kohlenhydrate, 13 g Eiweiß, 9 g Ballaststoffe

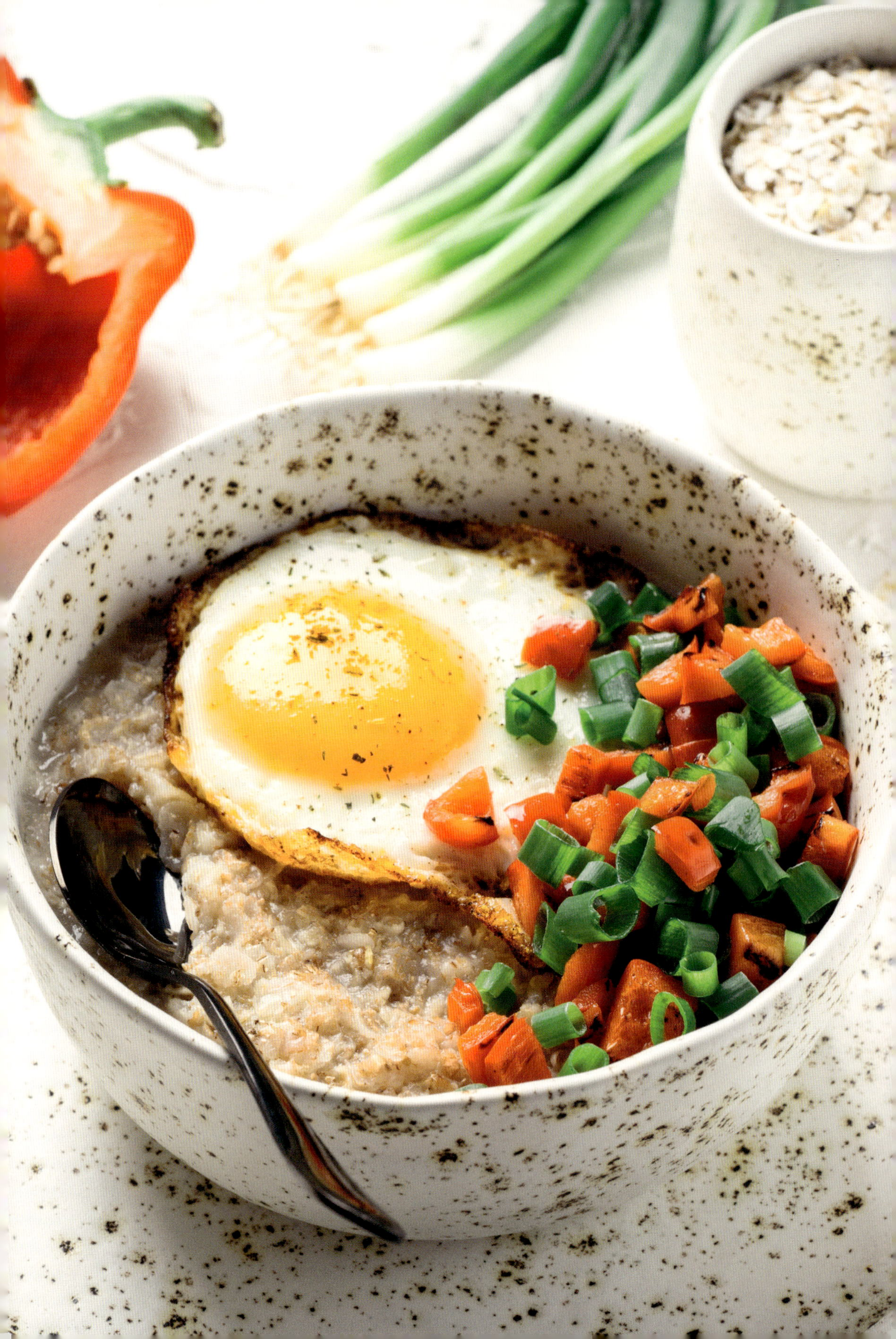

Tag 4 Mittagessen

Haferbrei mit Spiegelei und Paprika

Für 1 Portion
Zubereitungszeit: 25 Minuten

Zutaten

- 40 g rote Paprikaschote
- 1 Frühlingszwiebel
- 75 g Haferflocken
- 300–500 ml Gemüsebrühe
- ½ TL Rapsöl
- 1 Ei, Größe M
- 1 kleine Prise Salz
- optional: weitere Kräuter, nach Belieben
- optional: Gewürze, wie Pfeffer, Paprikapulver etc.

Zubereitung

1. Die Paprikaschote und Frühlingszwiebel waschen, putzen und trocken tupfen. Die Paprika in feine Würfel und die Frühlingszwiebel in feine Ringe schneiden.
2. Die Paprika in einer Pfanne ohne Fettzugabe bei mittlerer Hitze andünsten. Die Frühlingszwiebeln danach unterrühren.
3. Die Haferflocken mit der Gemüsebrühe in einen Topf geben und auf dem Herd einmal aufkochen lassen. Dann vom Herd nehmen und abgedeckt gut 10 Minuten ziehen lassen.
4. In der Zwischenzeit das Öl in einer Pfanne verstreichen, das Ei hineinschlagen und als Spiegelei braten. Mit ein klein wenig Salz würzen.
5. Wenn gewünscht, noch frische oder TK-Kräuter klein gehackt und/oder Gewürze in den Haferbrei rühren.
6. Den Haferbrei in eine Schüssel geben, das Spiegelei und die Paprika-Frühlingszwiebel-Mischung darauf verteilen und noch warm servieren.

Nährwerte pro Portion:
483 kcal, 21 g Fett, 53 g Kohlenhydrate, 20 g Eiweiß, 12 g Ballaststoffe

Tag 4 Abendessen

Haferbrei mit Hähnchenbrust, Tomate und Ei

Für 1 Portion
Zubereitungszeit:
35 Minuten

Zutaten

- 1 Ei, Größe M
- 50 g Hähnchenbrustfilet
- ½ TL Rapsöl
- 1 kleine Prise Salz & Pfeffer, frisch gemahlen
- 75 g Haferflocken
- 300–500 ml Gemüsebrühe
- 3 Kirschtomaten
- 10 g Rucola
- 1 TL rote Zwiebel, in Scheiben
- optional: Kräuter, nach Belieben
- optional: weitere Gewürze, wie Paprikapulver etc.

Zubereitung

1. Das Ei in kochendem Wasser bis zum gewünschten Gargrad kochen. Dann abschrecken, pellen und halbieren.
2. Das Hähnchen in einer Pfanne mit dem heißen Öl von beiden Seiten ca. 5 Minuten braten, dann mit etwas Salz und Pfeffer würzen und in Streifen schneiden.
3. Die Haferflocken mit der Gemüsebrühe in einen Topf geben und auf dem Herd einmal aufkochen lassen. Dann vom Herd nehmen und abgedeckt gut 10 Minuten ziehen lassen.
4. In der Zwischenzeit die Tomaten waschen, trocken tupfen und halbieren. Den Rucola waschen und trocken schütteln.
5. Wenn gewünscht, noch frische oder TK-Kräuter klein gehackt und/oder Gewürze in den Haferbrei rühren.
6. Den Haferbrei auf einen Teller geben, das Hähnchen, das Ei und das Gemüse daneben verteilen, die Zwiebelringe darüberstreuen, etwas frischen Pfeffer darübermahlen und noch warm servieren.

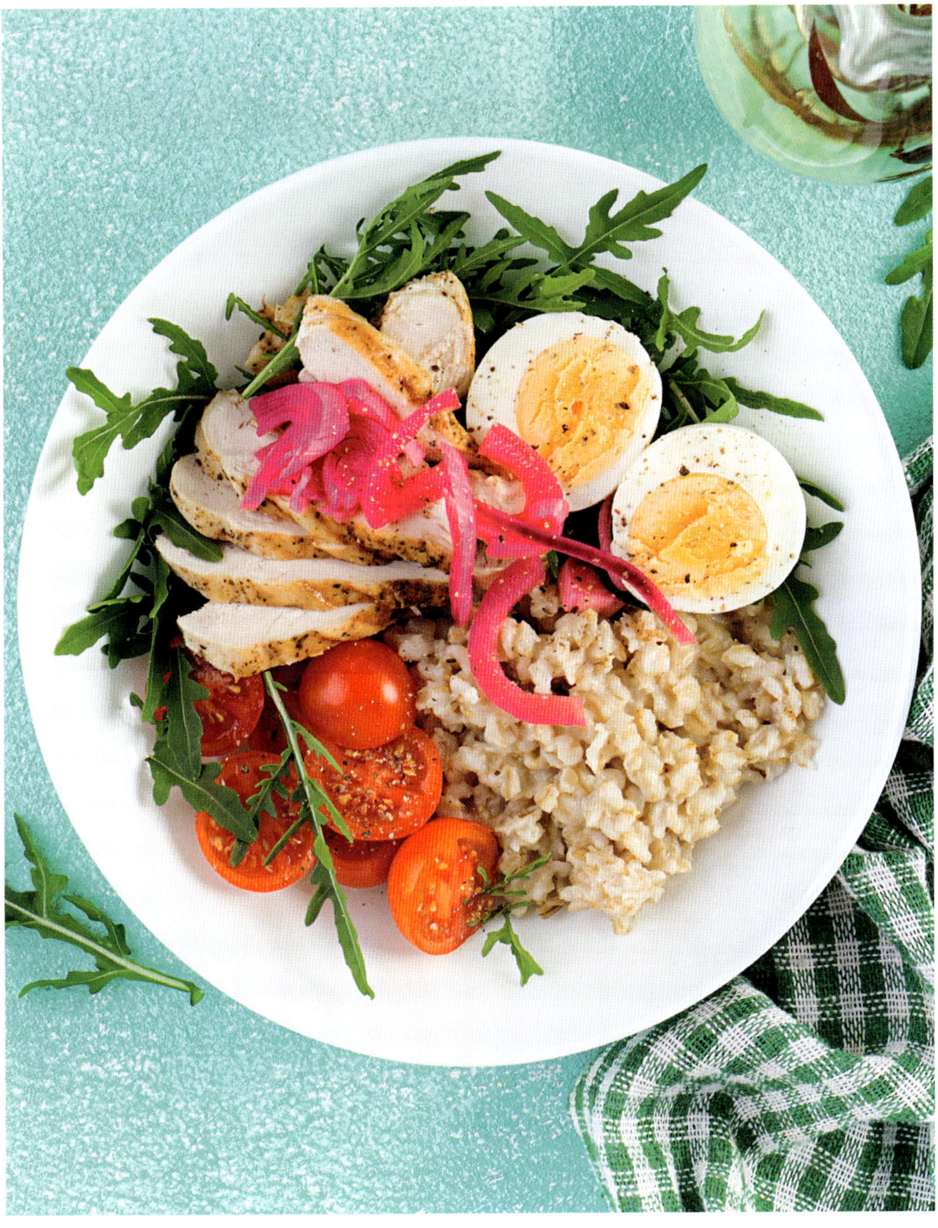

Nährwerte pro Portion:

527 kcal, 22 g Fett, 51 g Kohlenhydrate, 11 g Eiweiß, 10 g Ballaststoffe

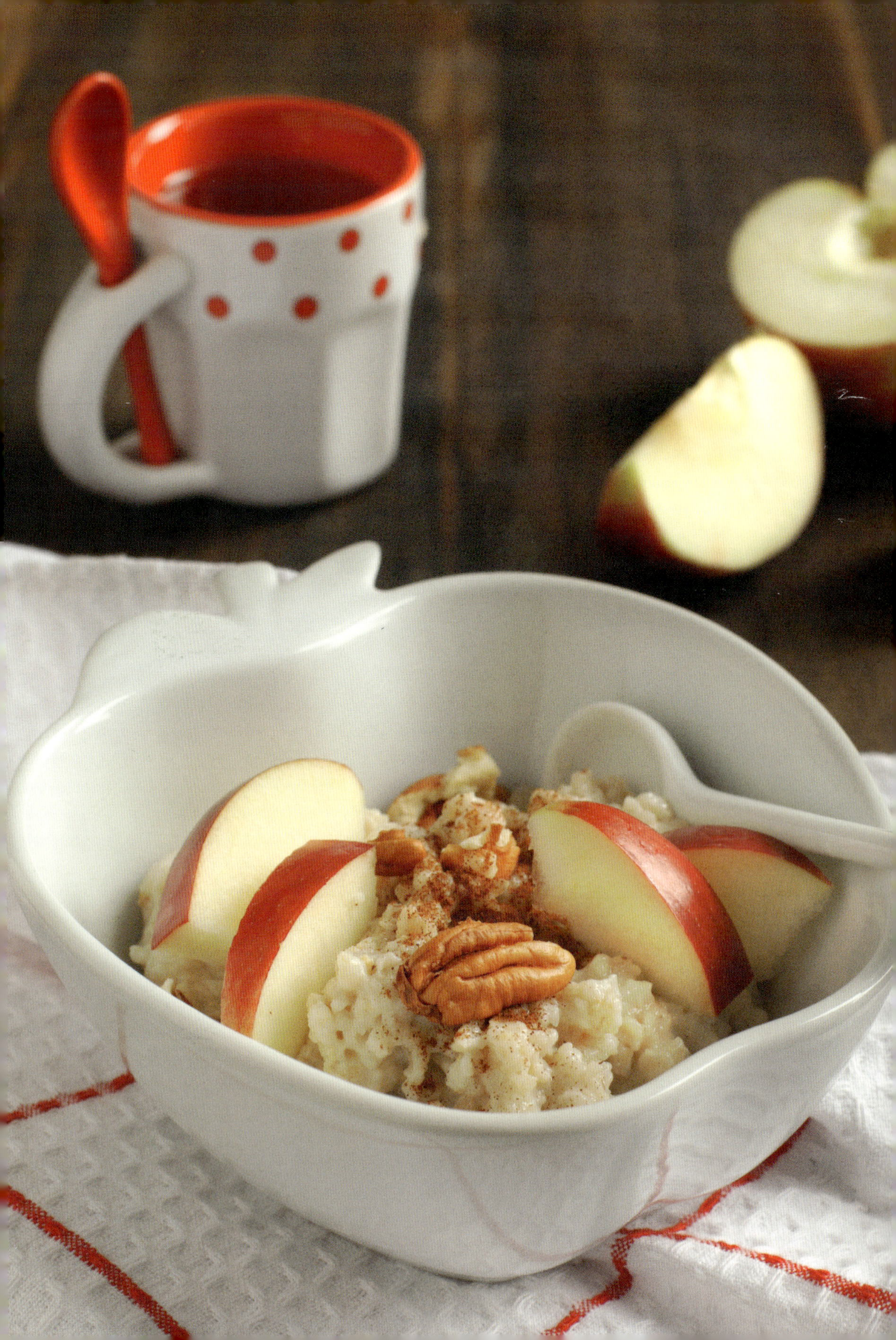

Tag 5 Frühstück

Haferbrei mit Apfel und Zimt

Für 1 Portion
Zubereitungszeit:
15 Minuten

Zutaten

- 75 g Haferflocken
- 300–500 ml Wasser
- ½ kleiner Apfel, ca. 50–60 g
- 1 EL Pekannüsse
- ½ TL Zimt
- optional: etwas Süßstoff oder Flavour Drops

Zubereitung

1. Die Haferflocken mit dem Wasser in einen Topf geben und auf dem Herd einmal aufkochen lassen. Dann vom Herd nehmen und abgedeckt gut 10 Minuten ziehen lassen.
2. In der Zwischenzeit den Apfel schälen, das Kerngehäuse entfernen und eine Hälfte nach Belieben kleinschneiden. Die Pekannüsse etwas hacken.
3. Den Zimt in den Haferbrei rühren und diesen, wenn gewünscht, mit etwas Süßstoff oder Flavour Drops abschmecken.
4. Den Haferbrei in eine Schüssel geben, die Apfelstücke darauf verteilen, die gehackten Pekannüsse sowie noch eine Prise Zimt darüberstreuen und servieren.

! **Info:** Äpfel haben etwas mehr Kohlenhydrate als die anderen empfohlenen Obstsorten, daher sollten Sie während der intensiven Hafertage täglich maximal 40 g dieser Obstsorte zu sich nehmen. An Tag 5 können Sie natürlich eine etwas größere Obstportion essen. Tipp: Wenn Sie Frühstück für 2 Personen machen, ist es ideal, sich den Apfel zu teilen.

Nährwerte pro Portion:
371 kcal, 12 g Fett, 53 g Kohlenhydrate, 11 g Eiweiß, 10 g Ballaststoffe

Tag 5 Mittagessen

Haferbrei mit Möhren, Zucchini und Ei

Für 1 Portion
Zubereitungszeit: 30 Minuten

Zutaten

- 2 Eier, Größe M
- 20 g Möhre
- 20 g Zucchini
- 1 kleine Prise Salz
- 1 TL rote Zwiebel, in Streifen
- 75 g Haferflocken
- 300–500 ml Gemüsebrühe
- 20 g Salat, z. B. Kopfsalat und/oder Rucola
- etwas Petersilie und/oder Dill, gehackt
- Pfeffer, frisch gemahlen
- 1 TL Leinsamen
- optional: weitere Kräuter, nach Belieben
- optional: weitere Gewürze, wie Paprikapulver etc.

Zubereitung

1. Die Eier in kochendem Wasser bis zum gewünschten Gargrad kochen. Dann abschrecken, pellen und halbieren.
2. Die Möhre und Zucchini waschen, putzen und fein hobeln. In etwas kochendem Salzwasser bissfest blanchieren, dann auf ein Sieb gießen und abtropfen lassen und die rote Zwiebel untermischen.
3. Die Haferflocken mit der Gemüsebrühe in einen Topf geben und auf dem Herd einmal aufkochen lassen. Dann vom Herd nehmen und abgedeckt gut 10 Minuten ziehen lassen.
4. In der Zwischenzeit den Salat/Rucola waschen und trocken schütteln.
5. Wenn gewünscht, noch frische oder TK-Kräuter klein gehackt und/oder Gewürze in den Haferbrei rühren.
6. Den Haferbrei auf einen Teller geben, die Eier und das Gemüse daneben verteilen, Petersilie und/oder Dill darüberstreuen, etwas frischen Pfeffer darübermahlen, den Leinsamen daraufstreuen und noch warm servieren.

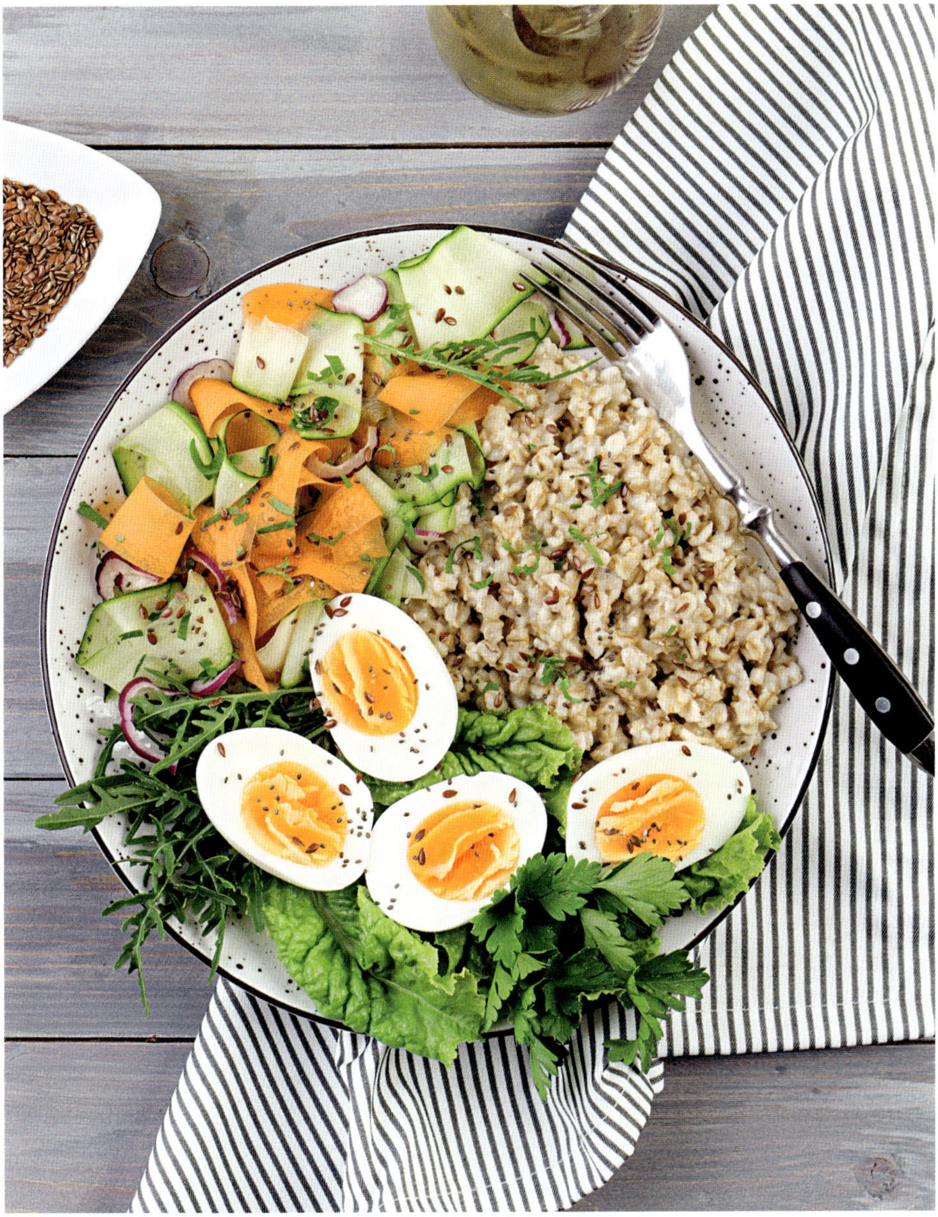

Nährwerte pro Portion:

541 kcal, 24 g Fett, 52 g Kohlenhydrate, 29 g Eiweiß, 14 g Ballaststoffe

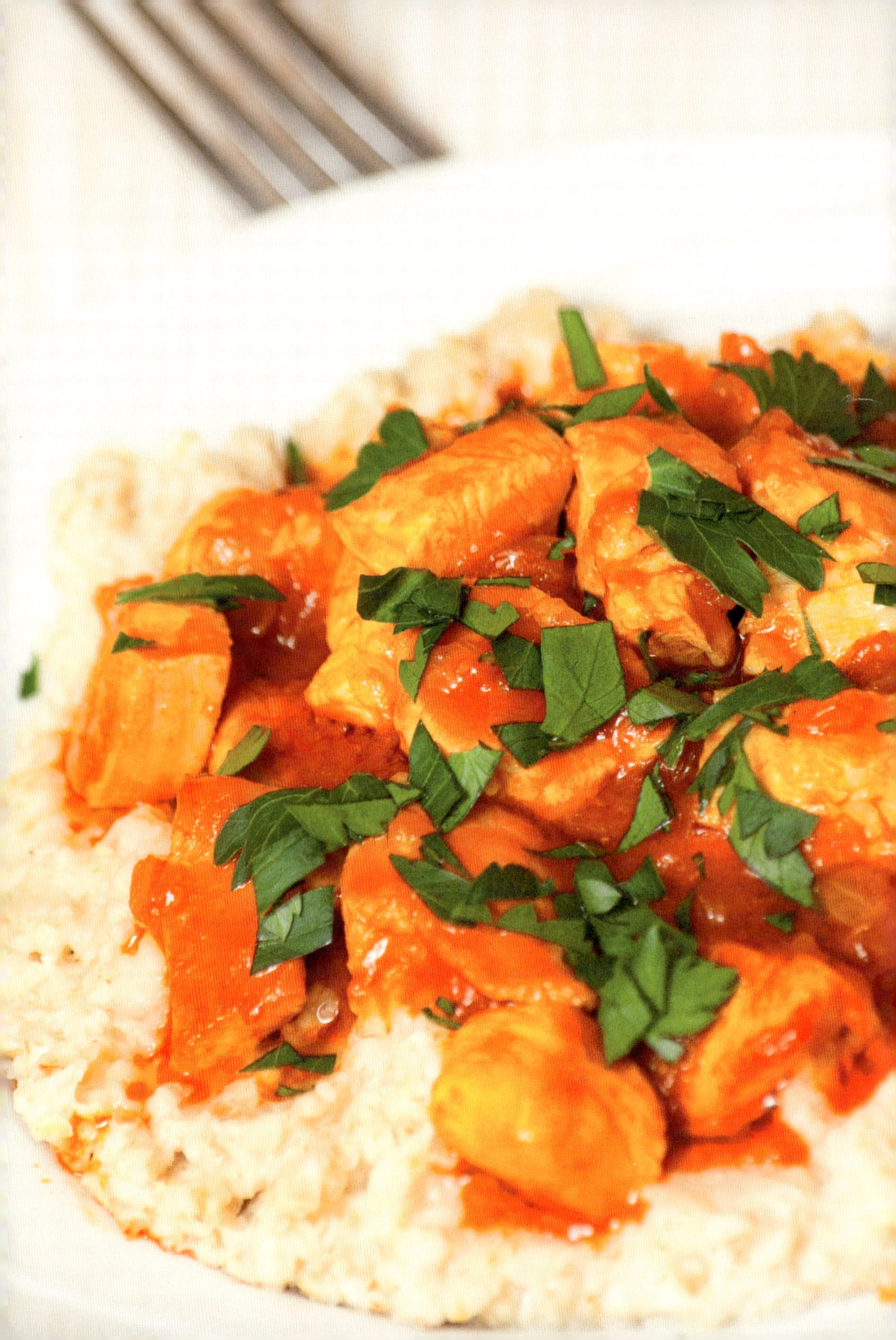

Tag 5 Abendessen

Haferbrei mit Pute in Tomatensoße

Für 1 Portionen
Zubereitungszeit:
30 Minuten

Zutaten

- 50 g Putenbrustfilet
- TL Rapsöl
- Salz & Pfeffer
- 50 ml passierte Tomaten
- 75 g Haferflocken
- 300–500 ml Gemüsebrühe
- 1 Stiel Blattpetersilie
- optional: weitere Kräuter, nach Belieben
- optional: weitere Gewürze, wie Paprikapulver etc.

Zubereitung

1. Das Putenbrustfilet in kleine Stücke schneiden und in einer Pfanne mit dem heißen Öl ca. 5 Minuten anbraten. Dann mit etwas Salz und Pfeffer würzen, die passierten Tomaten angießen und so lange kochen, bis der Haferbrei fertig ist.
2. Die Haferflocken mit der Gemüsebrühe in einen Topf geben und auf dem Herd einmal aufkochen lassen. Dann vom Herd nehmen und abgedeckt gut 10 Minuten ziehen lassen.
3. In der Zwischenzeit die Petersilie waschen, trocken schütteln, die Blättchen vom Stiel zupfen und fein hacken.
4. Wenn gewünscht, noch frische oder TK-Kräuter klein gehackt und/oder Gewürze in den Haferbrei rühren.
5. Den Haferbrei auf einen Teller geben, die Pute in Tomatensoße daraufgeben, die Petersilie darüberstreuen und noch warm servieren.

Nährwerte pro Portion:
445 kcal, 16 g Fett, 51 g Kohlenhydrate, 25 g Eiweiß, 11 g Ballaststoffe

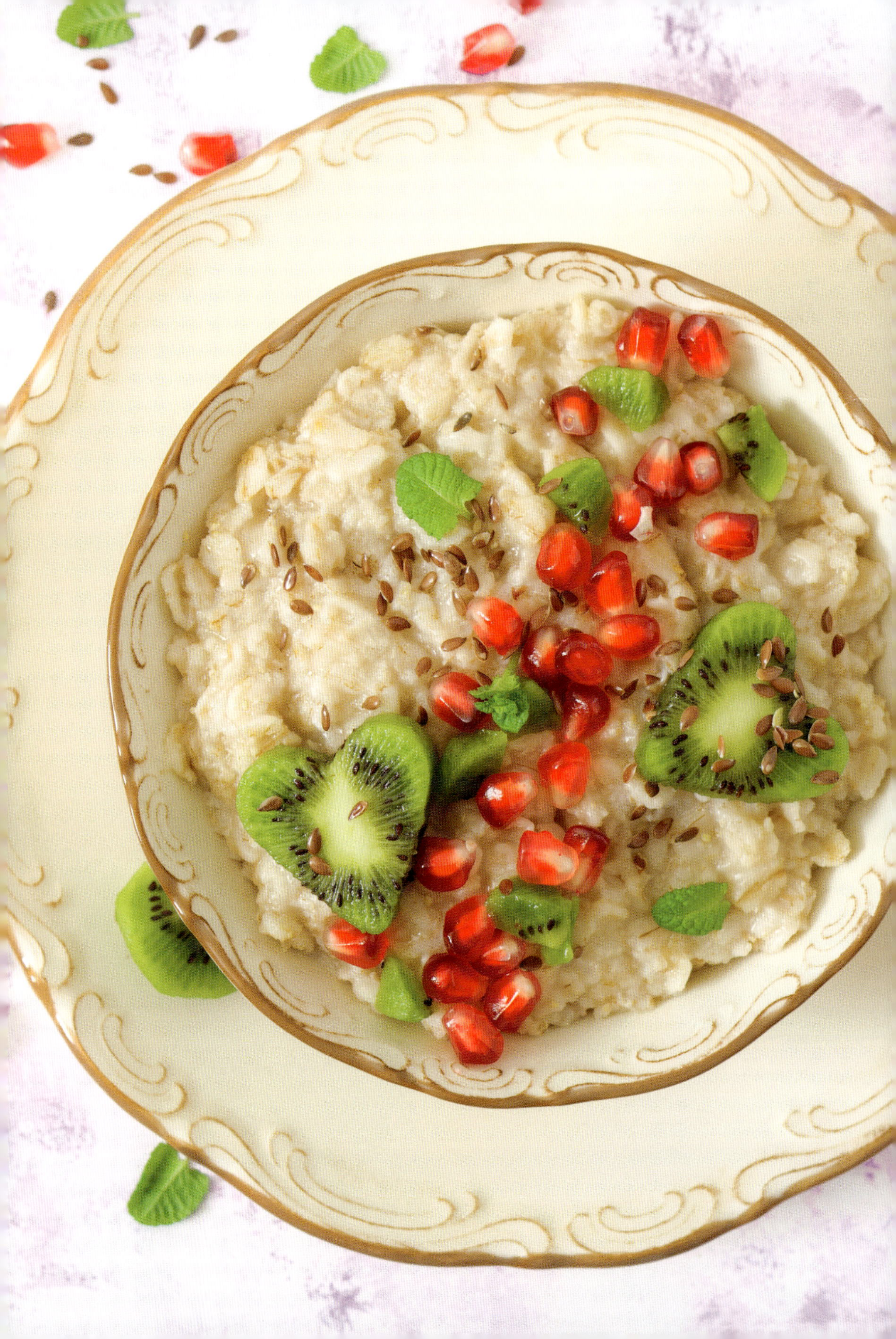

Tag 6 Frühstück

Haferbrei mit Kiwi und Granatapfel

Für 1 Portion
Zubereitungszeit:
15 Minuten

Zutaten

- 75 g Haferflocken
- 300–500 ml Wasser
- ½ Kiwi, ca. 40 g
- 1 TL Zitronensaft, frisch gepresst
- optional: etwas Süßstoff oder Flavour Drops
- 20 g Granatapfelkerne
- 1 TL Leinsamen

Zubereitung

1. Die Haferflocken mit dem Wasser in einen Topf geben und auf dem Herd einmal aufkochen lassen. Dann vom Herd nehmen und abgedeckt gut 10 Minuten ziehen lassen.
2. In der Zwischenzeit die Kiwi schälen, 40 g abwiegen und diese nach Belieben klein schneiden.
3. Den Zitronensaft in den Haferbrei rühren und diesen, wenn gewünscht, mit etwas Süßstoff oder Flavour Drops abschmecken.
4. Den Haferbrei in eine Schüssel geben, die Kiwi und Granatapfelkerne darauf verteilen, den Leinsamen darüberstreuen und servieren.

! **Info:** Kiwis und Granatäpfel haben etwas mehr Kohlenhydrate als die anderen empfohlenen Obstsorten, daher sollten Sie während der intensiven Hafertage täglich maximal 40 g dieser Obstsorten zu sich nehmen. An Tag 6 können Sie natürlich eine etwas größere Obstportion essen.
Tipp: Wenn Sie Frühstück für 2 Personen machen, ist es ideal, sich die Kiwi zu teilen.

Nährwerte pro Portion:
332 kcal, 7 g Fett, 53 g Kohlenhydrate, 12 g Eiweiß, 11 g Ballaststoffe

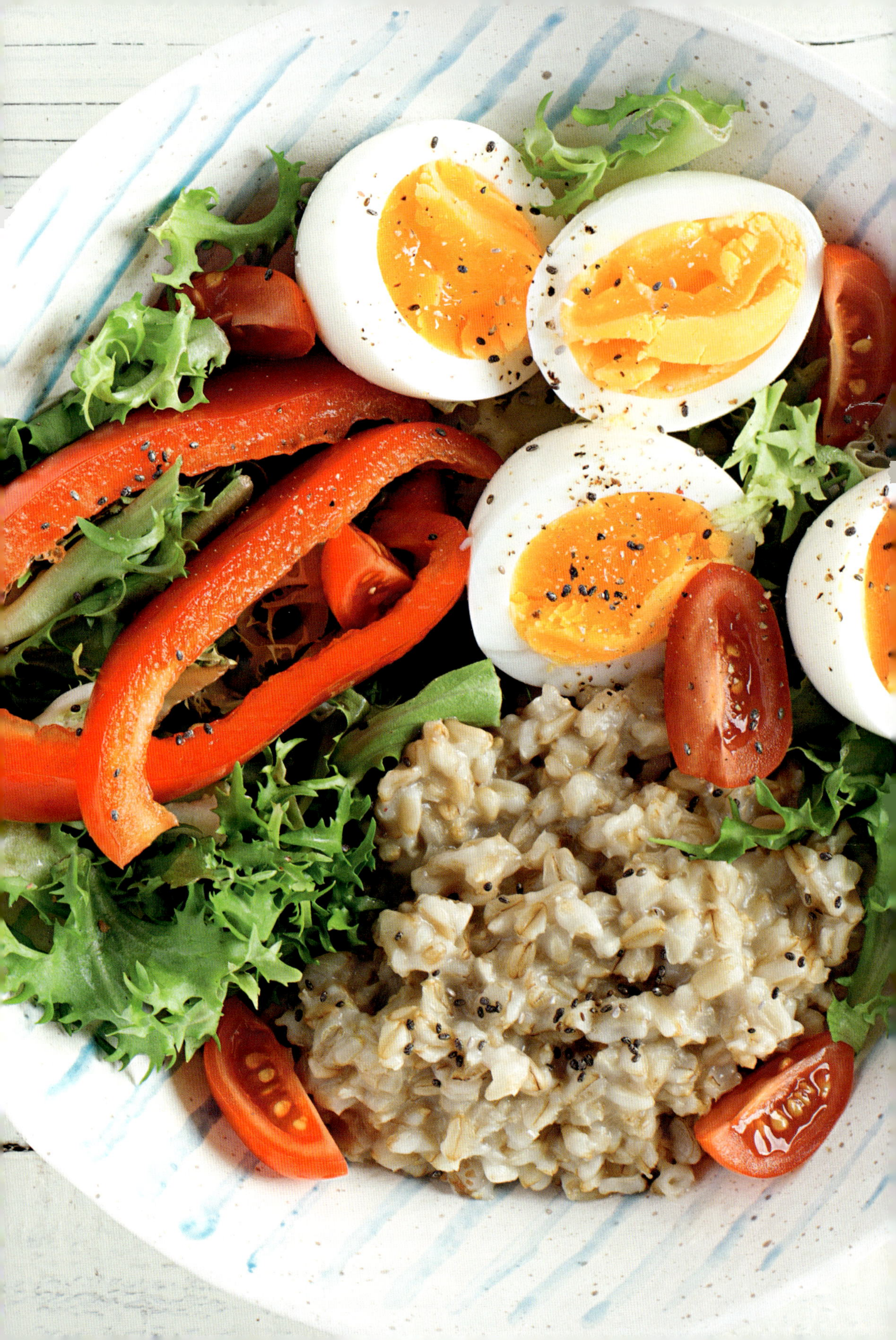

Tag 6 Mittagessen

Haferbrei mit Paprika, Salat und Ei

Für 1 Portionen
Zubereitungszeit: 30 Minuten

Zutaten

- 2 Eier, Größe M
- 75 g Haferflocken
- 300–500 ml Gemüsebrühe
- 20 g Salat, z. B. Eichblatt oder Endivie
- 30 g rote Paprikaschote
- 4 Kirschtomaten
- Pfeffer, frisch gemahlen
- optional: Kräuter, nach Belieben
- optional: weitere Gewürze, wie Paprikapulver etc.

Zubereitung

1. Die Eier in kochendem Wasser bis zum gewünschten Gargrad kochen. Dann abschrecken, pellen und halbieren.
2. Die Haferflocken mit der Gemüsebrühe in einen Topf geben und auf dem Herd einmal aufkochen lassen. Dann vom Herd nehmen und abgedeckt gut 10 Minuten ziehen lassen.
3. In der Zwischenzeit den Salat waschen und trocken schütteln. Die Paprika waschen, entkernen und in Streifen schneiden. Die Tomaten waschen und halbieren.
4. Wenn gewünscht, noch frische oder TK-Kräuter klein gehackt und/oder Gewürze in den Haferbrei rühren.
5. Den Haferbrei auf einen Teller geben, die Eier, den Salat, die Paprikastreifen und Tomatenhälften darauf verteilen, etwas frischen Pfeffer darübermahlen und noch warm servieren.

Nährwerte pro Portion:
524 kcal, 23 g Fett, 53 g Kohlenhydrate, 27 g Eiweiß, 12 g Ballaststoffe

Tag 6 Abendessen

Haferbrei mit Hähnchenfrikadellen und Salat

Für 1 Portion
Zubereitungszeit: 35 Minuten

Zutaten

- ½ Schalotte
- 60 g Hähnchenhackfleisch (aus Hühnerbrustfilet)
- 1 TL Joghurt, 0,1 % Fett
- 1 Msp. Senf, mittelscharf
- Salz & Pfeffer
- 1 TL Rapsöl
- 75 g Haferflocken
- 300–500 ml Gemüsebrühe
- 20 g Rucola
- ¼ Salatgurke
- optional: Kräuter, nach Belieben
- optional: weitere Gewürze, wie Paprikapulver etc.

Zubereitung

1. Die Schalotte schälen und sehr fein hacken. Das Hackfleisch mit der Schalotte, dem Joghurt, Senf und etwas Salz und Pfeffer verrühren und daraus 2 kleine Frikadellen formen.
2. Das Öl in einer Pfanne erhitzen und die Frikadellen darin von allen Seiten gut braten, ca. 10 Minuten.
3. Währenddessen die Haferflocken mit der Gemüsebrühe in einen Topf geben und auf dem Herd einmal aufkochen lassen. Dann vom Herd nehmen und abgedeckt gut 10 Minuten ziehen lassen.
4. In der Zwischenzeit den Rucola waschen und trocken schütteln. Die Gurke waschen und in Streifen schneiden.
5. Wenn gewünscht, noch frische oder TK-Kräuter klein gehackt und/oder Gewürze in den Haferbrei rühren.
6. Den Haferbrei in eine Schüssel geben, die Frikadellen, den Rucola und die Gurkenstreifen daneben anrichten, etwas frischen Pfeffer darübermahlen und warm oder kalt servieren.

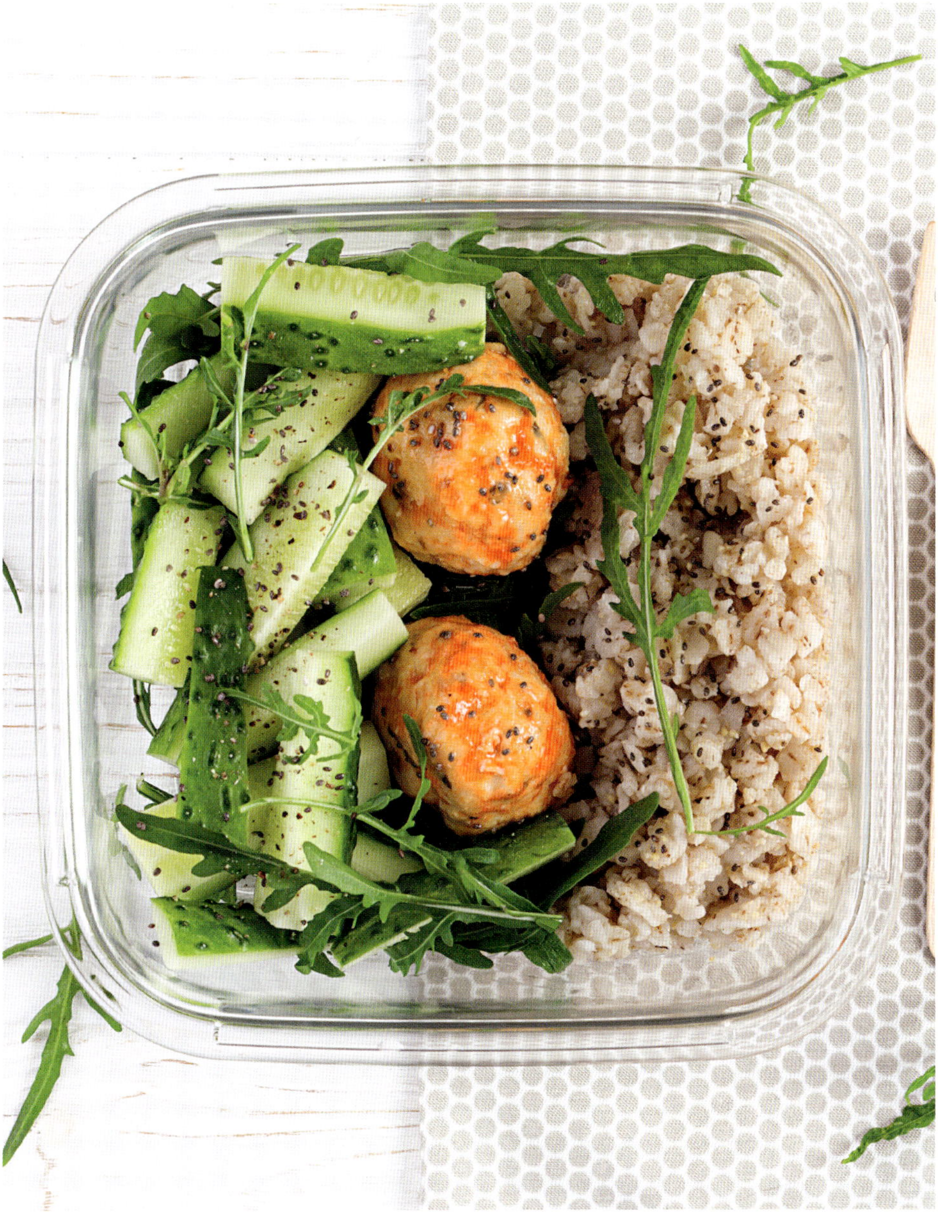

Nährwerte pro Portion:

464 kcal, 17 g Fett, 52 g Kohlenhydrate, 27 g Eiweiß, 11 g Ballaststoffe

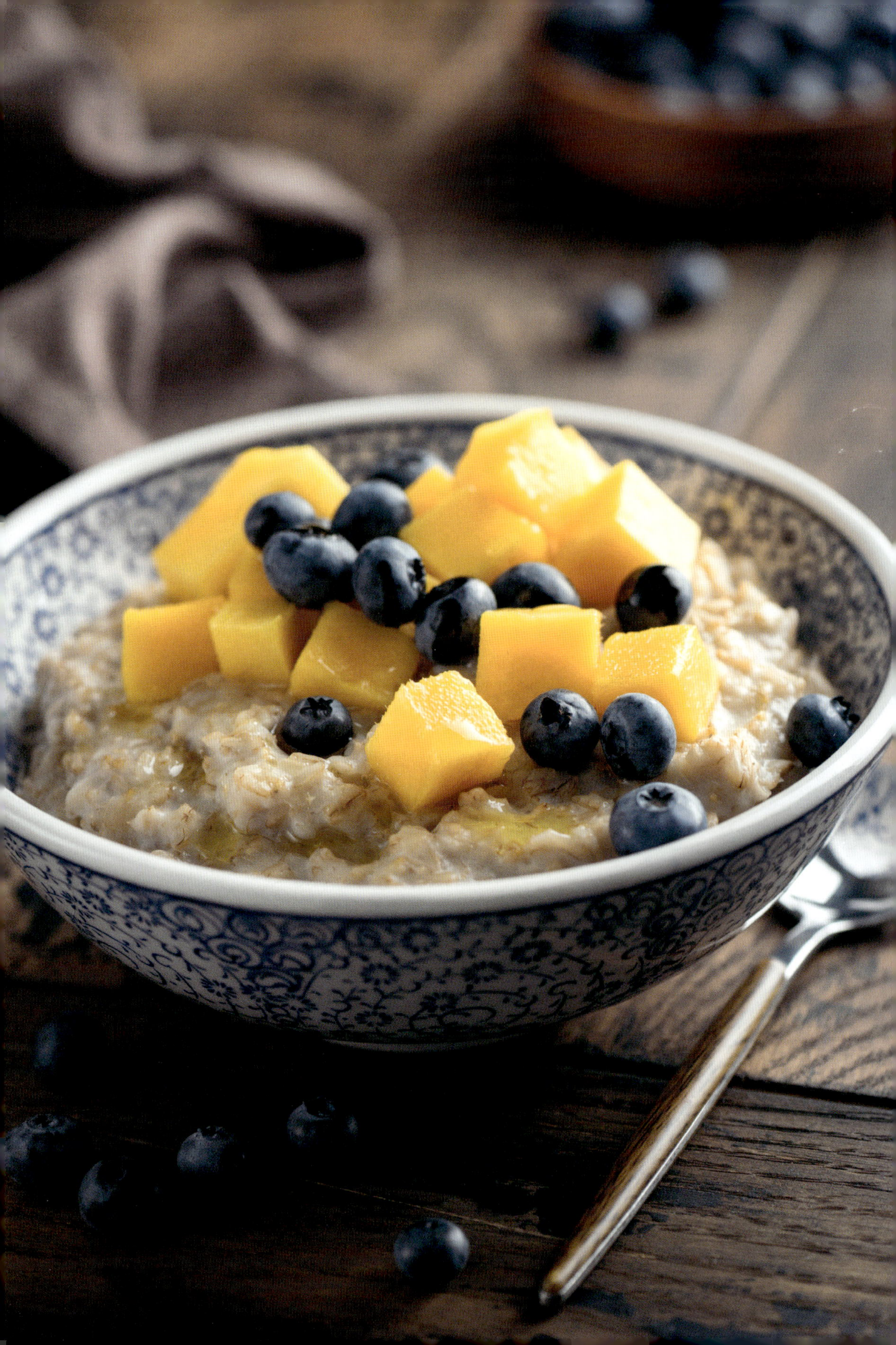

Tag 7 Frühstück

Haferbrei mit Heidelbeeren und Mango

Für 1 Portion
Zubereitungszeit: 15 Minuten

Zutaten

- 75 g Haferflocken
- 300–500 ml Wasser
- 30 g Heidelbeeren
- Zimt, nach Belieben
- 30 g Mangostücke
- optional: etwas Süßstoff oder Flavour Drops

Zubereitung

1. Die Haferflocken mit dem Wasser in einen Topf geben und auf dem Herd einmal aufkochen lassen. Dann vom Herd nehmen und abgedeckt gut 10 Minuten ziehen lassen.
2. In der Zwischenzeit die Heidelbeeren waschen und trocken tupfen.
3. Etwas Zimt in den Haferbrei rühren und diesen, wenn gewünscht, mit etwas Süßstoff oder Flavour Drops abschmecken.
4. Den Haferbrei in eine Schüssel geben, die Heidelbeeren und die Mangostücke darauf verteilen und servieren.

! Info: Mangos haben etwas mehr Kohlenhydrate als die anderen empfohlenen Obstsorten, daher sollten Sie während der intensiven Hafertage täglich maximal 40 g dieser Obstsorte zu sich nehmen. An Tag 7 können Sie natürlich eine etwas größere Obstportion essen.
Tipp: In gut sortierten Obst- und Gemüseabteilungen oder beim Obsthändler bekommt man manchmal portionierte Mangostücke, die für dieses Frühstück natürlich empfehlenswert sind.

Nährwerte pro Portion:
302 kcal, 5 g Fett, 52 g Kohlenhydrate, 10 g Eiweiß, 10 g Ballaststoffe

Tag 7 Mittagessen

Haferbrei mit Champignons, Spinat und pochiertem Ei

Für 1 Portion
Zubereitungszeit: 35 Minuten

Zutaten

- 30 g Champignons
- 30 g Spinat
- 2 Stiele Thymian
- 75 g Haferflocken
- 300–500 ml Gemüsebrühe
- ½ TL Rapsöl
- 1 Ei
- 1 l Wasser
- 2 EL Weißweinessig
- optional: Kräuter, nach Belieben
- Salz
- bunter Pfeffer, frisch gemahlen

Zubereitung

1. Die Champignons abbürsten und in Scheiben schneiden. Den Spinat waschen, trocken tupfen und kleinschneiden. Den Thymian waschen, trocken schütteln und klein zupfen.
2. Die Haferflocken mit der Gemüsebrühe in einen Topf geben und auf dem Herd einmal aufkochen lassen. Dann vom Herd nehmen und abgedeckt gut 10 Minuten ziehen lassen.
3. In der Zwischenzeit die Pilze in einer beschichteten Pfanne in dem heißen Öl garen. Danach den Spinat zugeben und so lange weitergaren, bis er etwas zusammenfällt.
4. Unterdessen das Ei in eine Tasse aufschlagen. Einen Topf mit dem Wasser zum Sieden bringen, das Wasser darf nicht sprudeln. Den Essig einrühren. Das Wasser mit einem Kochlöffel kräftig umrühren, sodass ein Strudel entsteht. In diesen Strudel vorsichtig das Ei aus der Tasse gleiten lassen und dort dann ohne weiteres Rühren ca. 3 Minuten stocken lassen. Das Ei vorsichtig mit einer Schaumkelle herausnehmen und auf einen mit Küchenpapier ausgelegten Teller geben.

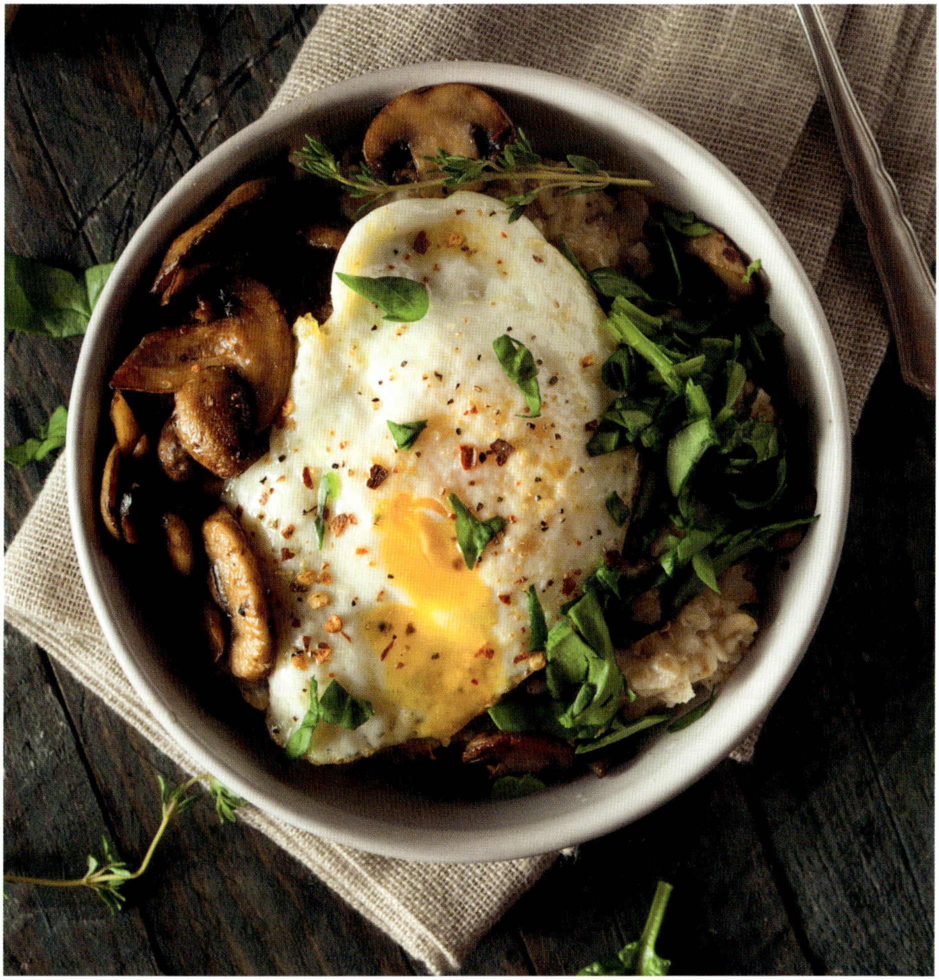

5. In den Haferbrei, wenn gewünscht, noch frische oder TK-Kräuter klein gehackt und/oder Gewürze rühren.
6. Den Haferbrei in eine Schüssel geben, die Champignons und den Spinat darauf verteilen, das Ei darauflegen, mit ein wenig Salz bestreuen, etwas frischen Pfeffer darübermahlen, den Thymian darüberstreuen und noch warm servieren.

Nährwerte pro Portion:
474 kcal, 21 g Fett, 50 g Kohlenhydrate, 21 g Eiweiß, 12 g Ballaststoffe

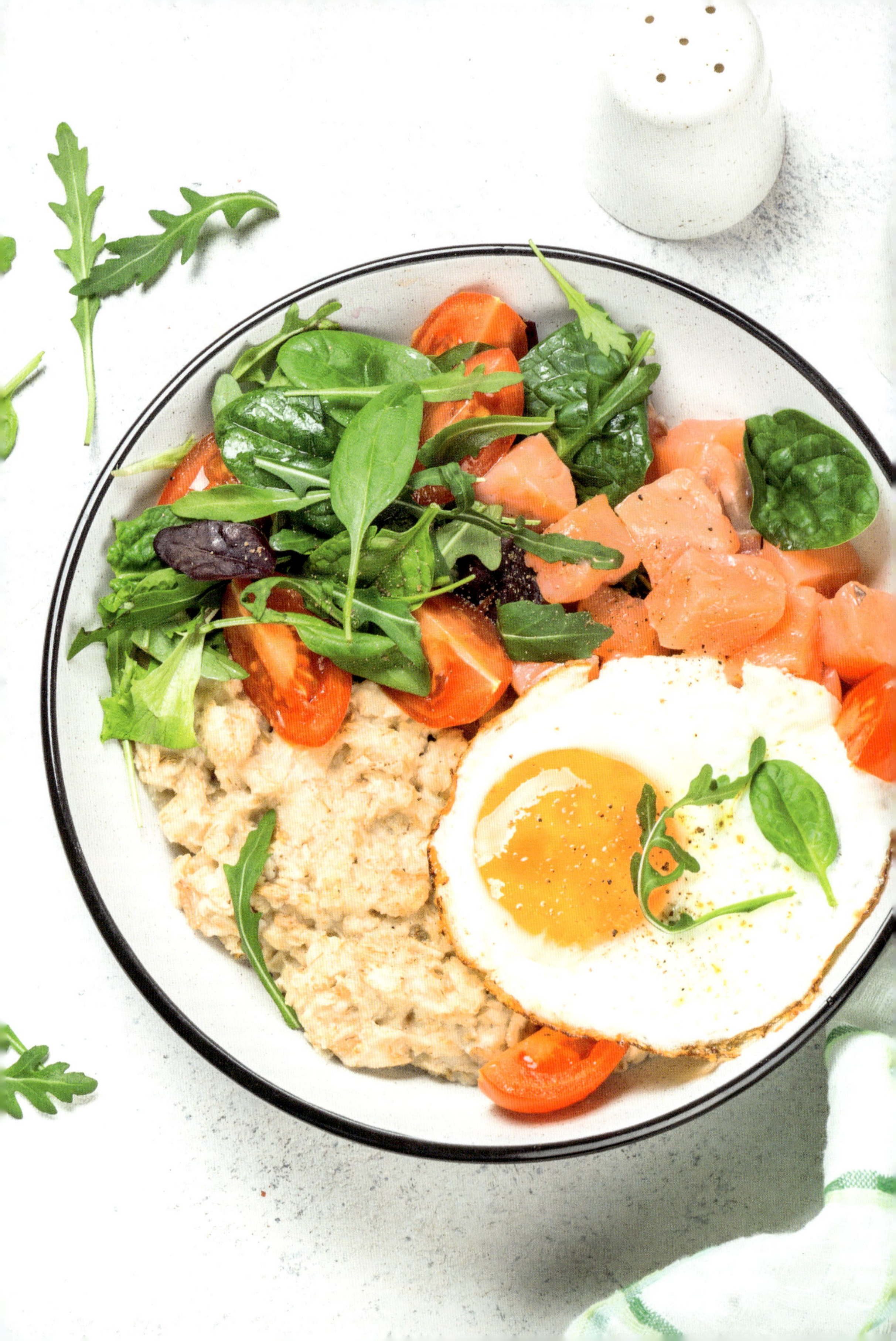

Tag 7 Abendessen

Haferbrei mit Lachs, Salat und Spiegelei

Für 1 Portion
Zubereitungszeit: 30 Minuten

Zutaten

- 30 g gemischter Salat, z. B. Rucola, Spinat o. Ä.
- 3 Kirschtomaten
- 40 g Lachs, geräuchert
- 75 g Haferflocken
- 300–500 ml Gemüsebrühe
- ½ TL Rapsöl
- 1 Ei, Größe M
- 1 kleine Prise Salz
- Pfeffer
- optional: weitere Kräuter, nach Belieben
- optional: weitere Gewürze, wie Paprikapulver etc.

Zubereitung

1. Den Salat waschen und trocken schleudern. Die Tomaten waschen, trocken tupfen und halbieren. Den Lachs würfeln.
2. Die Haferflocken mit der Gemüsebrühe in einen Topf geben und auf dem Herd einmal aufkochen lassen. Dann vom Herd nehmen und abgedeckt gut 10 Minuten ziehen lassen.
3. In der Zwischenzeit das Öl in einer Pfanne verstreichen, das Ei hineinschlagen und als Spiegelei braten. Mit ein klein wenig Salz würzen
4. Wenn gewünscht, noch frische oder TK-Kräuter klein gehackt und/oder Gewürze in den Haferbrei rühren.
5. Den Haferbrei in eine Schüssel geben, das Spiegelei, den Salat und den Lachs darauf verteilen, frischen Pfeffer darübermahlen und noch warm servieren.

Nährwerte pro Portion:
527 kcal, 24 g Fett, 50 g Kohlenhydrate, 28 g Eiweiß, 11 g Ballaststoffe

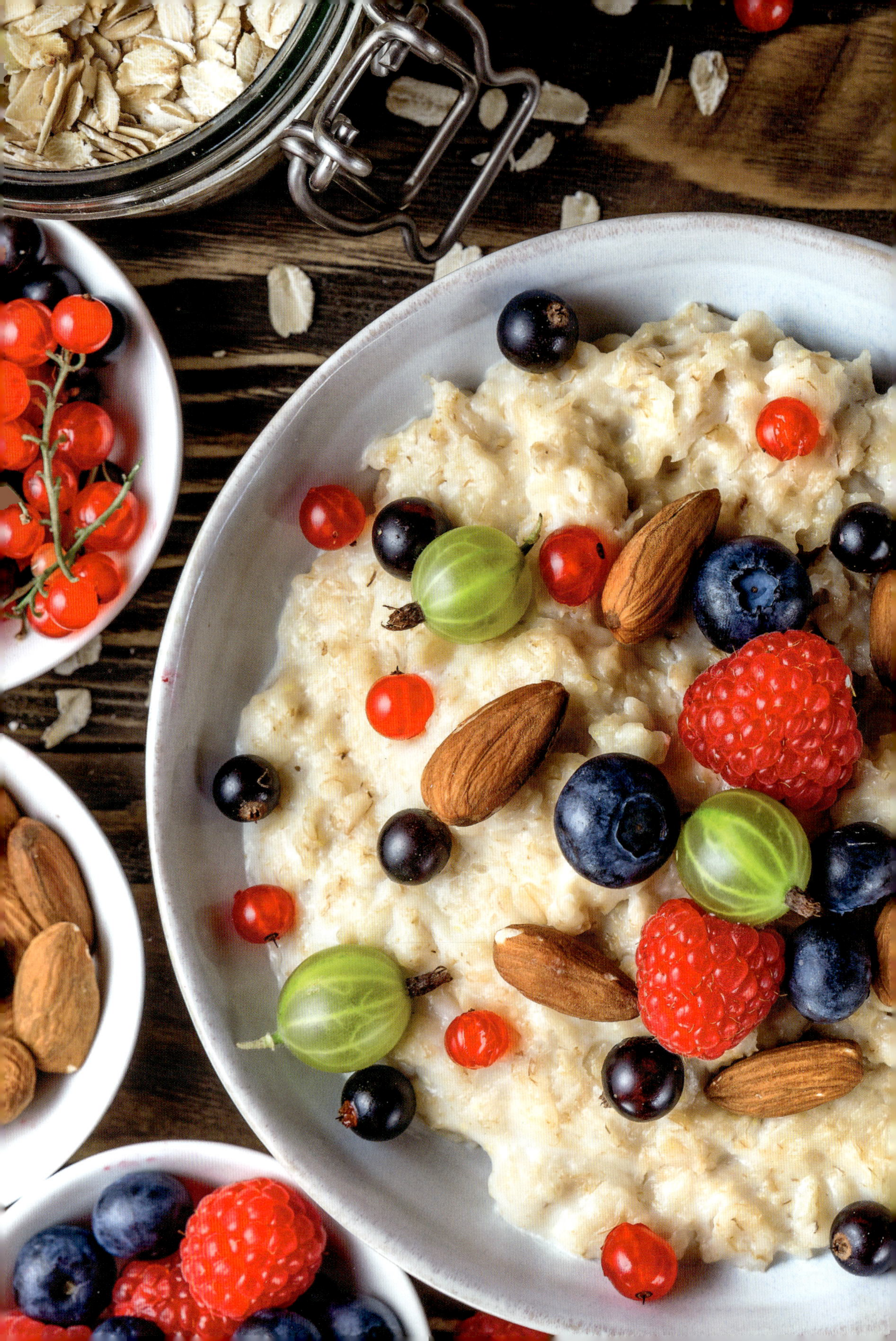

Alltagsrezepte mit Hafer

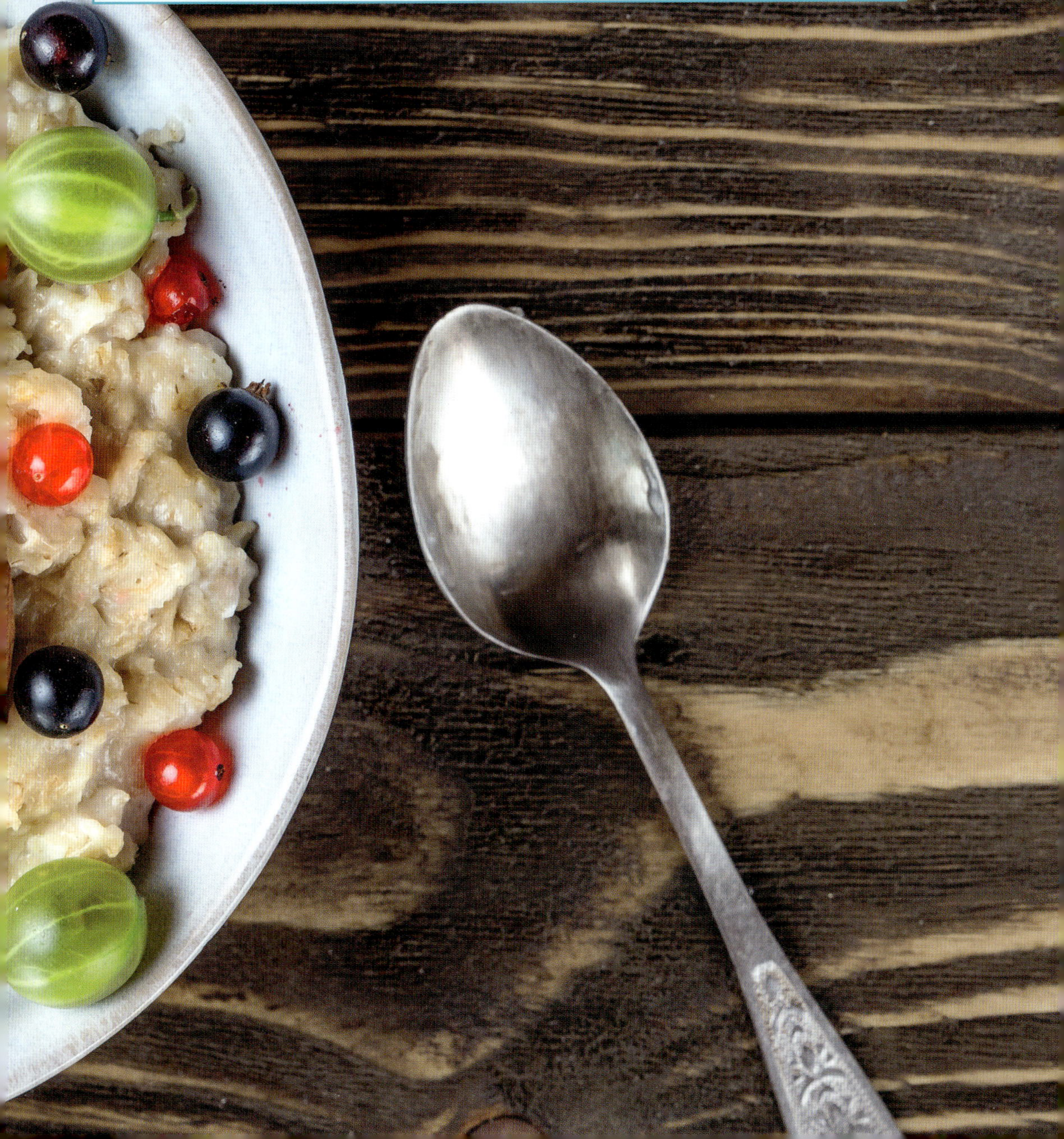

Frühstück

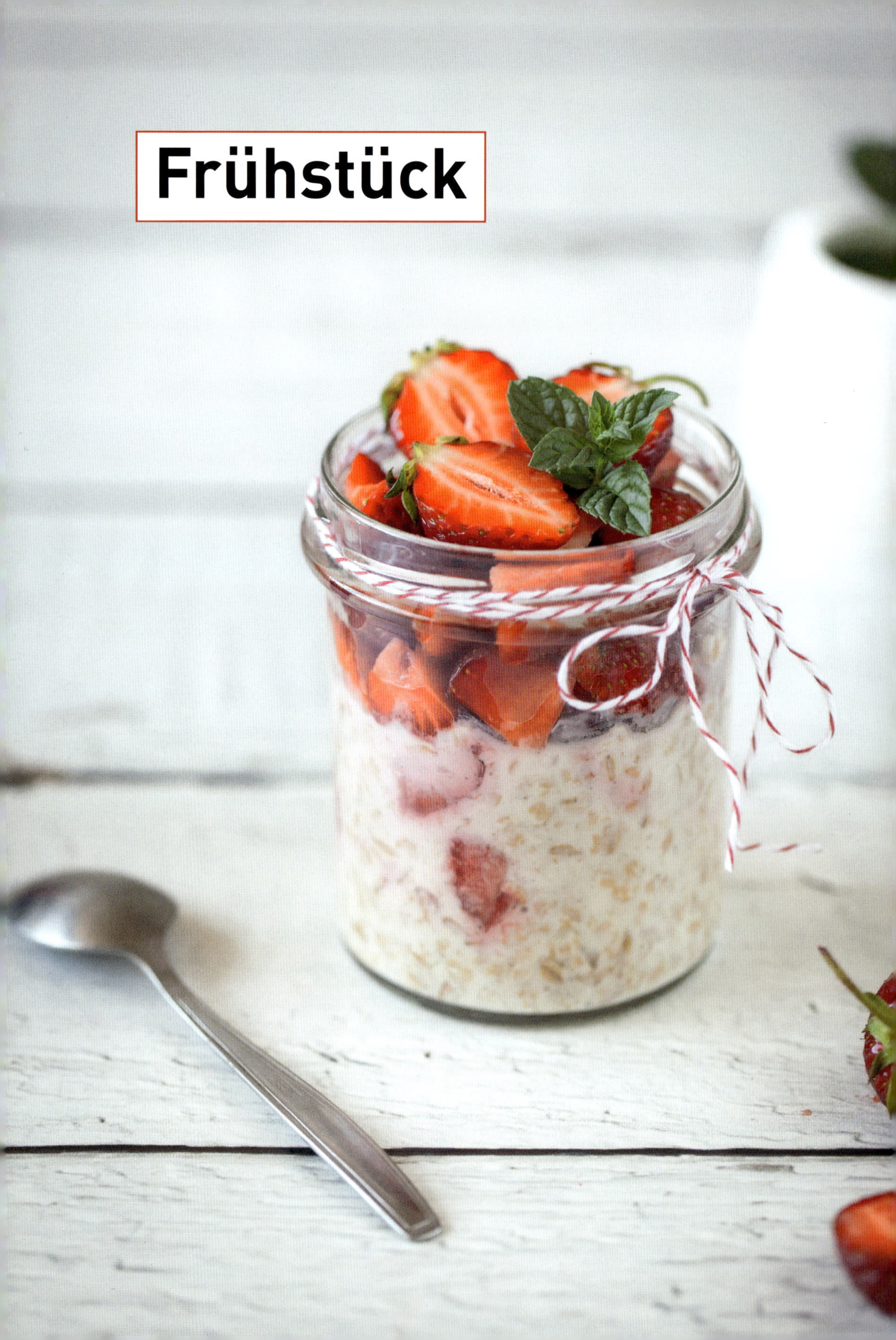

Overnight Oats mit Erdbeeren

Für 2 Portionen
Zubereitungszeit:
10 Minuten + Ziehzeit über Nacht

Zutaten

- 160 g Haferflocken, blütenzart
- 400 ml Haferdrink, ungesüßt
- 2 TL Honig
- 150 g Erdbeeren
- 1 Stiel Minze

Zubereitung

1. Die Haferflocken mit dem Haferdrink und dem Honig in einer Schüssel verrühren.
2. Die Hälfte der Erdbeeren waschen, putzen und in kleine Stücke schneiden. Die Erdbeeren vorsichtig unter die Haferflocken rühren.
3. Die Oats in 2 Gläser füllen, diese verschließen und über Nacht in den Kühlschrank stellen.
4. Am Morgen die restlichen Erdbeeren waschen, putzen und halbieren. Die Minze waschen, trocken schütteln und die Blättchen vom Stiel zupfen.
5. Die Overnight Oats aus dem Kühlschrank nehmen und die Erdbeeren sowie die Minze darauf anrichten.
6. Entweder direkt verzehren oder die Gläser wieder verschließen und für unterwegs mitnehmen.

Nährwerte pro Portion:
430 kcal, 8,5 g Fett, 72,5 g Kohlenhydrate, 13,5 g Eiweiß, 11 g Ballaststoffe

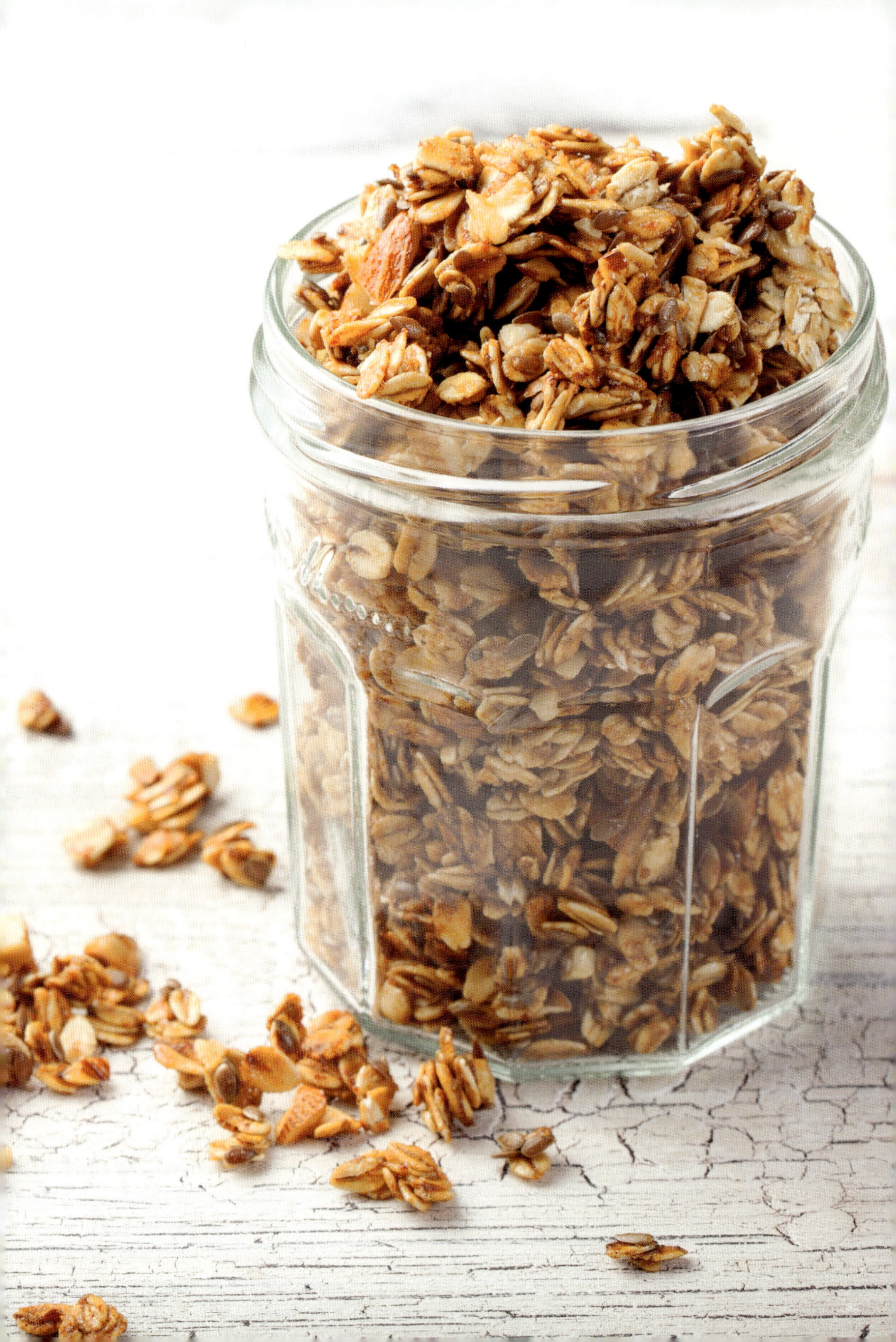

Hafer-Granola

Für 8 Portionen
Zubereitungszeit: 40 Minuten

Zutaten

- 250 g Haferflocken, kernig
- 80 g Mandeln, grob gehackt
- 50 Sonnenblumenkerne
- ½ TL Zimt
- 1 kleine Prise Salz
- 4 EL Kokosöl
- 3 EL Waldhonig

Zubereitung

1. Den Backofen auf 160 °C Ober-/Unterhitze vorheizen und ein Backblech mit Backpapier auslegen.
2. Die Haferflocken mit den Mandeln, Sonnenblumenkernen, Zimt und Salz mischen.
3. Das Kokosöl in einen kleinen Topf geben und schmelzen lassen, dann den Honig unterrühren. So lange rühren, bis eine flüssige Konsistenz entsteht.
4. Dies zu der Flockenmischung geben und alles sehr gut miteinander verrühren.
5. Die Granola-Mischung gleichmäßig auf dem Backblech verteilen und in den Ofen schieben. 10 Minuten backen, dann mit einem Pfannenwender durchrühren und weitere 10–15 Minuten backen, bis es goldbraun ist. Das Granola dabei immer im Blick behalten, damit es nicht zu dunkel wird.
6. Das fertige Granola aus dem Ofen nehmen und auf dem Blech vollständig auskühlen lassen. Danach in ein luftdicht verschließbares Glas füllen und bei Zimmertemperatur aufbewahren.

! **Tipp** Unser Grundrezept können Sie mit zahlreichen Lieblingszutaten wie weiteren Flocken, Nüssen, Trockenfrüchten, gehackter Schokolade, Kokosraspel, gemahlener Vanille und vielem mehr verfeinern und so Ihr ganz persönliches Granola kreieren.

Nährwerte pro Portion:
274 kcal, 14 g Fett, 29 g Kohlenhydrate, 8 g Eiweiß, 4,5 g Ballaststoffe

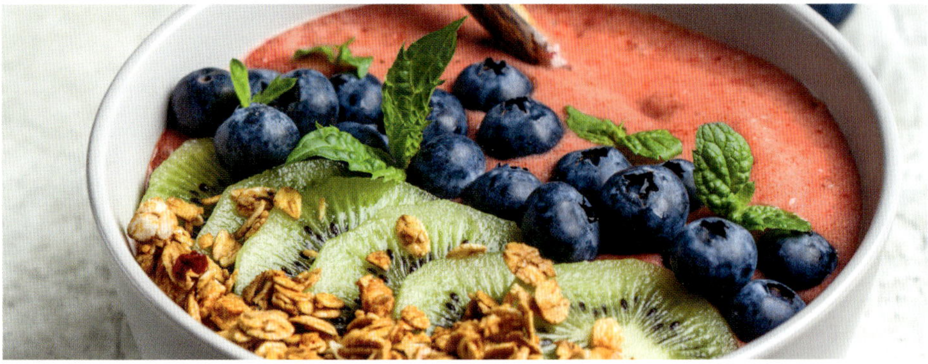

Smoothie-Bowl mit Granola und Früchten

Für 2 Portionen
Zubereitungszeit:
25 Minuten

Zutaten

- 200 g TK-Beeren-mischung
- 1 Banane
- 400 g Haferjoghurt, natur, 2 % Fett
- 2 EL Haferflocken
- 1 TL Chiasamen
- 100 g Heidelbeeren
- 1 Kiwi
- 1 Stiel Minze
- 2 TL Hafer-Granola (s. Rezept S. 111)

Zubereitung

1. Die Beerenmischung in einer Schüssel ca. 10 Minuten antauen lassen.
2. Danach die Banane schälen und in Scheiben schneiden. Den Haferjoghurt mit den Haferflocken, Chiasamen, der Banane und den Beeren mit dem Standmixer oder einem Pürierstab fein pürieren.
3. Die Heidelbeeren waschen und trocken tupfen. Die Kiwi schälen und in Scheiben schneiden. Die Minze waschen, trocken schütteln und die Blättchen vom Stiel zupfen.
4. Die Smoothie-Masse in 2 Müslischalen geben und mit den Heidelbeeren, Kiwischeiben, Granola und Minze belegen. Direkt servieren.

Nährwerte pro Portion:
365 kcal, 8 g Fett, 62,5 g Kohlenhydrate, 5,5 g Eiweiß, 13 g Ballaststoffe

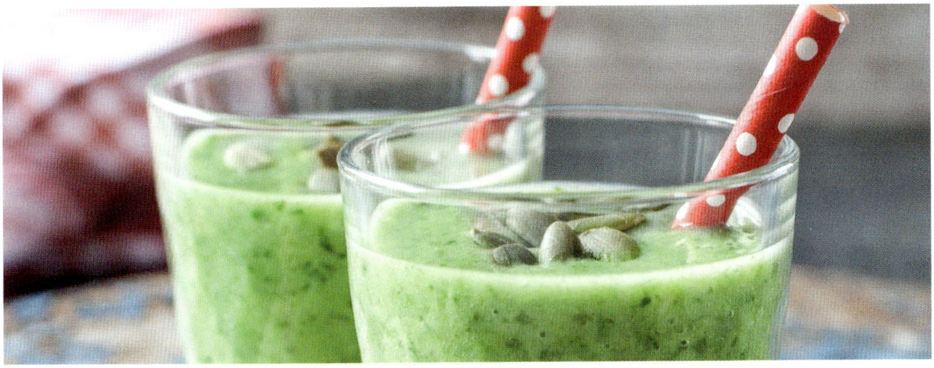

Grüner Frühstücks-Smoothie

Für 2 Portionen
Zubereitungszeit:
15 Minuten

Zutaten

- 1 Orange
- 50 g Spinat
- 1 Kiwi
- 1 Banane
- 1 haselnussgroßes Stück Ingwer
- 200 ml Wasser
- 4 EL + 1 TL Haferflocken, blütenzart
- 1 EL + 1 TL Kürbiskerne

Zubereitung

1. Den Saft der Orange auspressen. Den Spinat waschen und trocken schütteln. Die Kiwi und die Banane schälen und klein schneiden. Den Ingwer schälen und fein hacken.
2. Die vorbereiteten Zutaten mit dem Wasser, 4 EL Haferflocken und 1 EL Kürbiskernen in einen Standmixer geben und fein pürieren. Wenn eine dünnere Konsistenz gewünscht ist, nach und nach mehr Wasser zugießen.
3. Den Smoothie in 2 Gläser gießen, 1 TL Haferflocken und 1 TL Kürbiskerne darüberstreuen und servieren.

Nährwerte pro Portion:
241 kcal, 6 g Fett, 36 g Kohlenhydrate, 8,5 g Eiweiß, 6,5 g Ballaststoffe

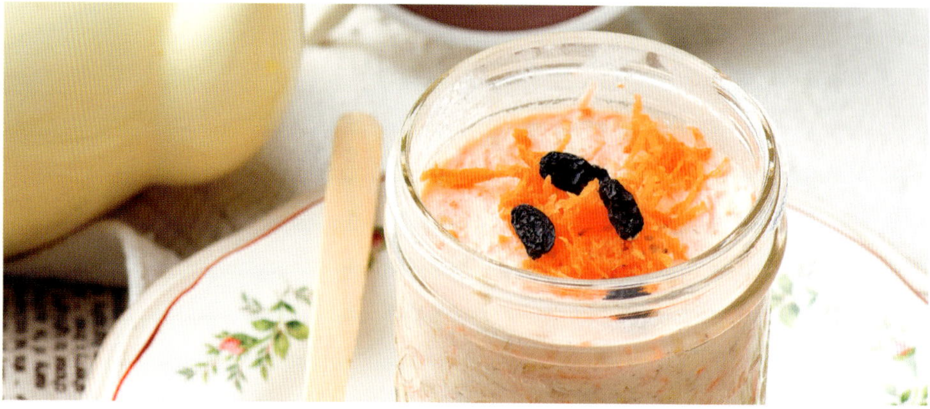

Overnight Oats mit Möhren

Für 2 Portionen
Zubereitungszeit:
15 Minuten + Ziehzeit über Nacht

Zutaten

- 100 g Möhren
- 120 g Haferflocken, blütenzart
- 350 ml Haferdrink, ungesüßt
- 2 TL Agavendicksaft
- 1 TL Zimt
- 1 Msp. Vanilleschote, gerieben
- 1 EL Rosinen

Zubereitung

1. Die Möhren schälen und fein raspeln. 1 EL der Möhren in eine verschließbare Dose geben und in den Kühlschrank stellen.
2. Die Haferflocken mit dem Haferdrink, Agavendicksaft, Zimt und der Vanille in einer Schüssel mischen. Dann die Möhren unterheben und die Oats in 2 verschließbare Gläser geben.
3. Die Overnight Oats in den Kühlschrank stellen und über Nacht durchziehen lassen.
4. Am Morgen die Overnight Oats aus dem Kühlschrank nehmen und die zurückbehaltenen Möhrenraspel sowie die Rosinen darauf anrichten.
5. Entweder direkt verzehren oder die Gläser wieder verschließen und für unterwegs mitnehmen.

Nährwerte pro Portion:
370 kcal, 7 g Fett, 65 g Kohlenhydrate, 10,5 g Eiweiß, 10 g Ballaststoffe

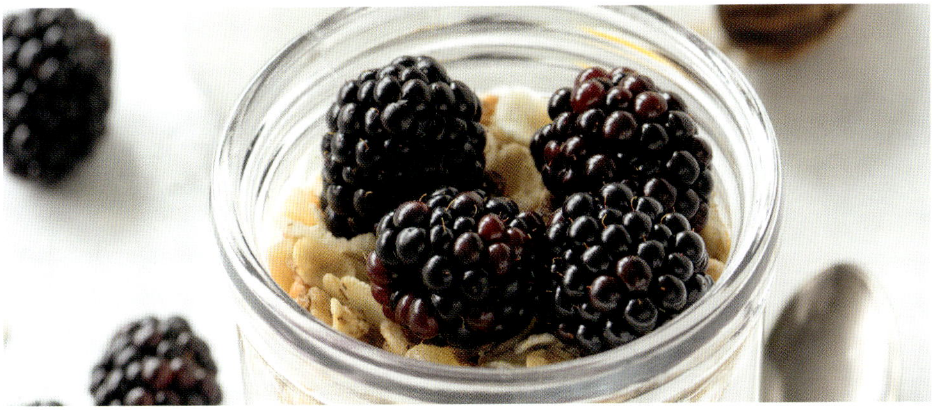

Brombeerjoghurt mit Haferflocken

Für 2 Portionen
Zubereitungszeit:
20 Minuten

Zutaten

- 80 g Haferflocken
- 2 TL Honig
- 150 g Brombeeren
- 400 g Joghurt, natur, 1,5 % Fett

Zubereitung

1. Die Haferflocken in einer beschichteten Pfanne ohne Fettzugabe goldbraun rösten. Dann 1 TL Honig hinzugeben und gut durchrühren. Vom Herd nehmen und abkühlen lassen.
2. Die Brombeeren waschen und trocken tupfen.
3. 100 g Brombeeren in ein hohes Gefäß geben. Die Hälfte des Joghurts und den restlichen Honig hinzufügen und mit einem Stabmixer fein pürieren.
4. Den Brombeerjoghurt auf 2 Gläser verteilen. Darauf die Hälfte der Haferflocken geben und den restlichen Naturjoghurt darauf verstreichen.
5. Nun die übrigen Haferflocken auf die Gläser verteilen und die restlichen Brombeeren darauf anrichten.

Nährwerte pro Portion:
287 kcal, 6,5 g Fett, 41,5 g Kohlenhydrate, 13 g Eiweiß, 9 g Ballaststoffe

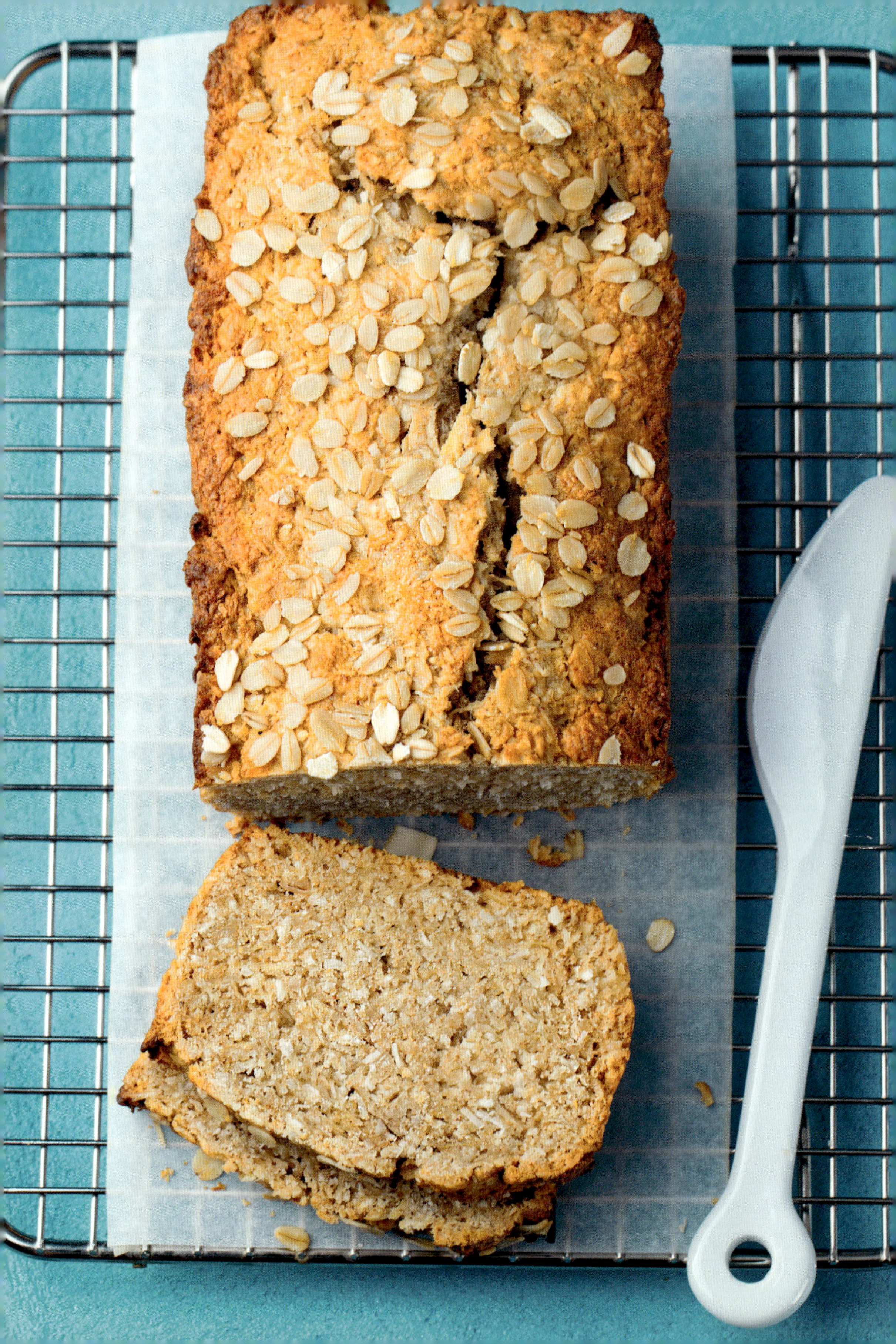

Haferbrot

Für 16 Scheiben
Zubereitungszeit:
15 Minuten + 55 Minuten Backzeit

Zutaten

- ½ TL Butter
- 500 g Magerquark
- 3 Eier, Größe M
- 1 EL Rapsöl
- 1 TL Salz
- 2 Pck. Backpulver
- 500 g Haferflocken, kernig
- 1 EL Haferflocken, blütenzart zum Bestreuen

Zubereitung

1. Den Backofen auf 220 °C Ober-/Unterhitze vorheizen und eine Brotbackform mit Deckel (ca. 32 cm Länge) mit der Butter einfetten.
2. Den Quark mit den Eiern und dem Öl in der Küchenmaschine gut verrühren. Dann das Salz und das Backpulver unterrühren.
3. Die Haferflocken dazugeben und alles zu einem glatten Teig verkneten.
4. Den Teig in die Brotbackform geben, glattstreichen und die blütenzarten Haferflocken darüberstreuen.
5. Den Deckel auf die Form setzen, das Brot auf der unteren Schiene in den heißen Ofen schieben und ca. 45 Minuten backen. Dann den Deckel abnehmen und weitere 5–10 Minuten backen, bis das Brot eine schöne Bräunung hat.
6. Die Form aus dem Ofen nehmen und auf einem Kuchengitter ca. 10 Minuten abkühlen lassen. Dann das Brot aus der Form stürzen und vollständig auskühlen lassen.

Nährwerte pro Scheibe:
162 kcal, 4 g Fett, 21 g Kohlenhydrate, 9,75 g Eiweiß, 3 g Ballaststoffe

Suppen und Salate

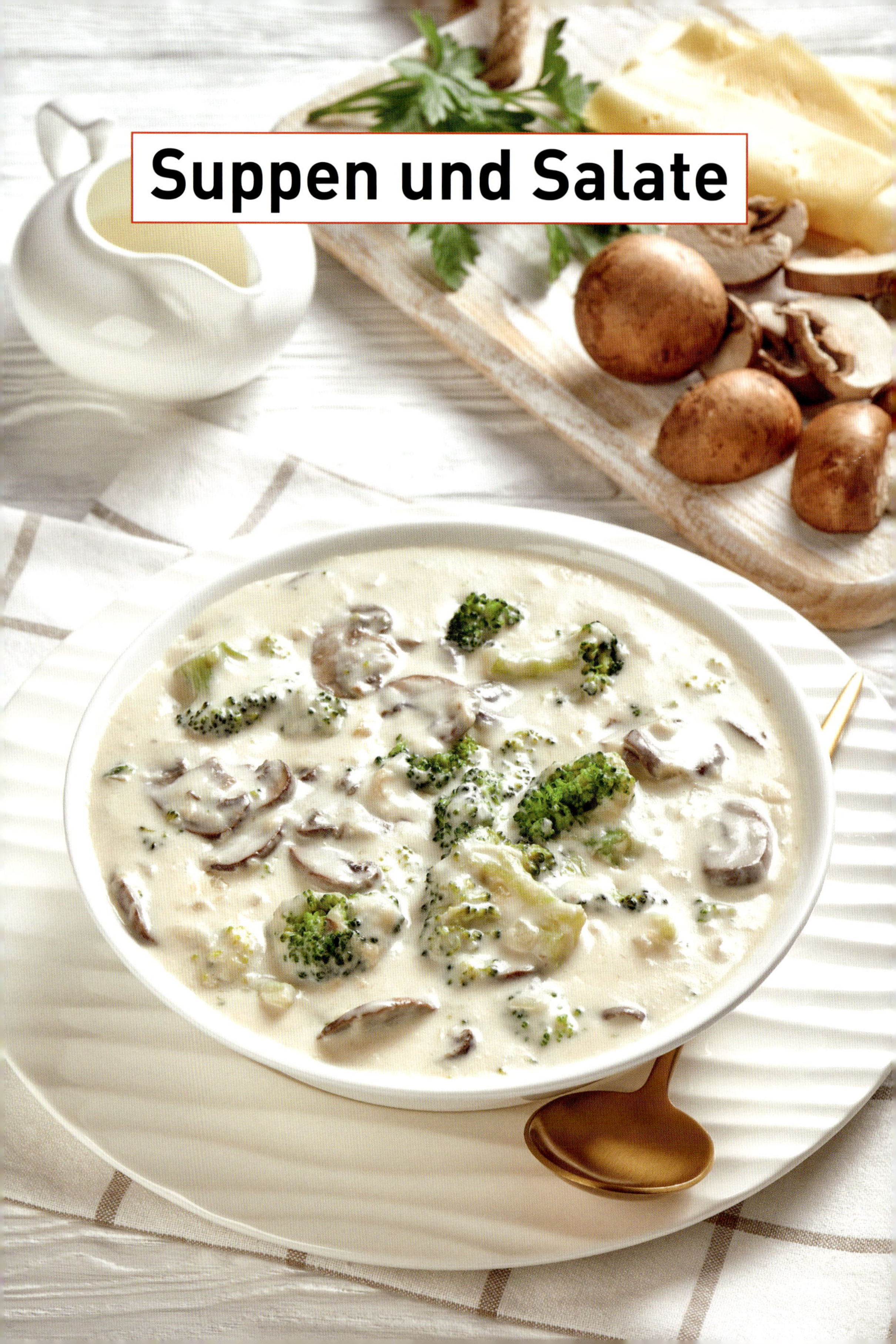

Brokkoli-Champignon-Suppe

Für 4 Portionen
Zubereitungszeit:
35 Minuten

Zutaten

- 300 g Brokkoli
- 80 g Kartoffeln, mehligkochend
- 250 g Champignons
- 1 Zwiebel
- 1 EL Rapsöl
- 80 g Haferflocken, blütenzart
- 1 l Gemüsebrühe
- 100 ml Hafersahne
- 30 g Gouda oder Emmentaler, 30 % Fett i. Tr., gerieben
- Salz & Pfeffer

Zubereitung

1. Den Brokkoli waschen und trocken schütteln, die Röschen vom Strunk befreien und je nach Größe halbieren. Die Kartoffeln schälen, abwaschen und ebenfalls würfeln. Die Champignons putzen und in Scheiben schneiden. Die Zwiebel schälen und fein würfeln.
2. Das Öl in einem Topf erhitzen und darin Brokkoli, Kartoffeln, Champignons, Zwiebel und Haferflocken kurz andünsten.
3. Dann die Gemüsebrühe zugießen, aufkochen lassen und bei kleiner Hitze etwa 10 Minuten köcheln lassen.
4. Die Brokkoliröschen und Champignons aus der Brühe nehmen und beiseitestellen.
5. Die Hafersahne und den Käse einrühren und kurz erwärmen. Dann die Suppe mit einem Stabmixer fein pürieren.
6. Die Suppe mit Salz und Pfeffer abschmecken, die Brokkoliröschen und Champignons einrühren und nochmals kurz erwärmen.
7. Dann in 4 Tellern oder Schalen anrichten und servieren.

Nährwerte pro Portion:
254 kcal, 12,75 g Fett, 23 g Kohlenhydrate, 11,5 g Eiweiß, 8,75 g Ballaststoffe

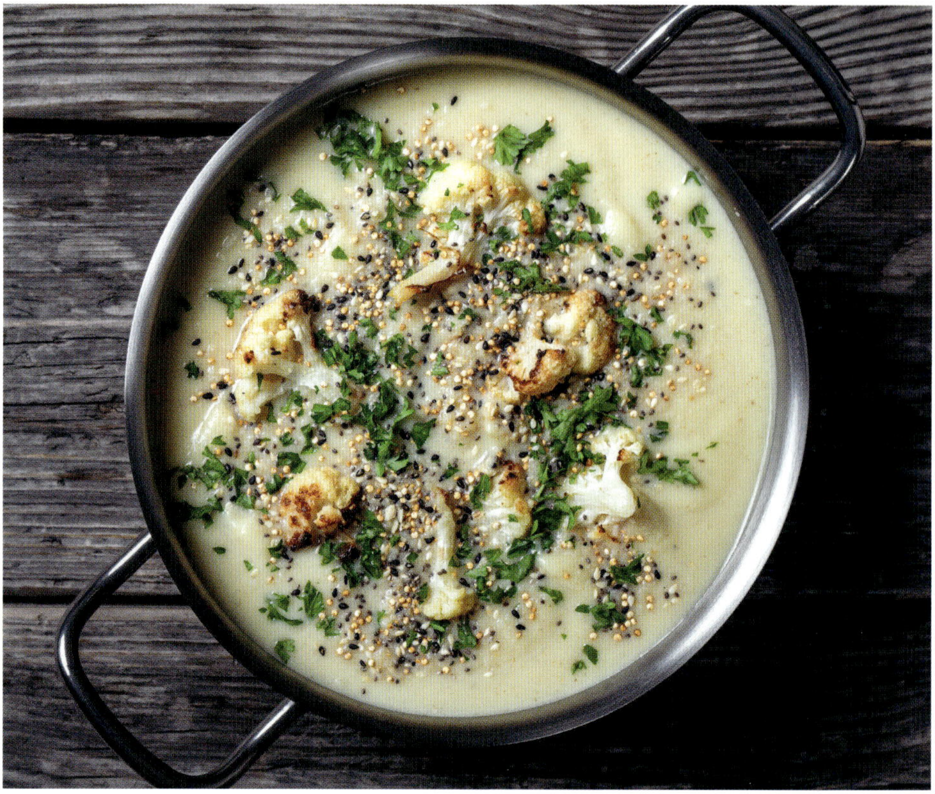

Blumenkohlsuppe mit Röst-Topping

Für 4 Portionen
Zubereitungszeit: 40 Minuten

Zutaten

- 400 g Blumenkohl
- 100 g Kartoffeln, mehligkochend
- ½ Zwiebel
- 80 g Haferflocken, kernig
- 1 TL Butter
- 800 ml Gemüsebrühe
- 1 EL Rapsöl
- 10 g Quinoa
- 10 g Chiasamen
- 10 g Haferflocken, blütenzart
- 100 ml Hafersahne
- Salz & Pfeffer
- Muskatnuss, frisch gerieben
- ½ TL Zitronensaft
- ½ Bund Petersilie

Zubereitung

1. Den Blumenkohl putzen, in kleine Röschen schneiden und 100 g beiseitestellen. Die Kartoffeln und die Zwiebel schälen und würfeln.
2. Die Butter in einem Topf zerlassen und die Zwiebel darin 2 Minuten dünsten. Dann 300 g Blumenkohl und die Kartoffeln sowie die kernigen Haferflocken zugeben und kurz mitdünsten. Die Gemüsebrühe zugießen, aufkochen und bei mittlerer Hitze zugedeckt 20 Minuten garen.
3. Unterdessen den restlichen Blumenkohl in einer heißen Pfanne mit dem Öl anbraten, Quinoa, Chiasamen und zarte Haferflocken zugeben und 5 Minuten braten.
4. Die Suppe mit einem Pürierstab fein pürieren, die Hafersahne einrühren und mit Salz, Pfeffer sowie frisch geriebener Muskatnuss würzen. Mit ein wenig Zitronensaft abschmecken.
5. Die Petersilie waschen, trocken schütteln, die Blätter abzupfen und hacken.
6. Die Suppe in 4 Teller geben, mit der gehackten Petersilie bestreuen und darüber das Röst-Topping geben und servieren.

Nährwerte pro Portion:
243 kcal, 11 g Fett, 25,5 g Kohlenhydrate, 8,5 g Eiweiß, 8,5 g Ballaststoffe

---

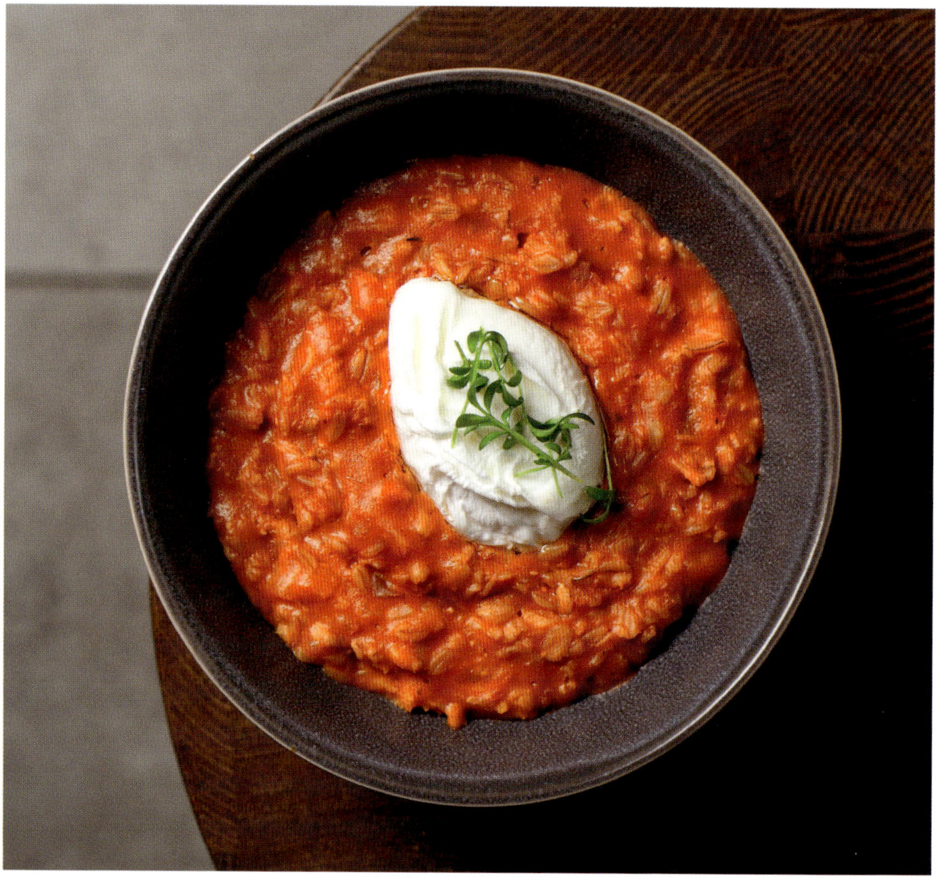

Tomaten-Hafersuppe mit pochiertem Ei

Für 4 Portionen
Zubereitungszeit:
35 Minuten

Zutaten

- 2 Knoblauchzehen
- 2 Schalotten
- 2 Möhren
- 1 EL Olivenöl
- 120 g Haferflocken, blütenzart
- 4 Tomaten
- 2 Zweige Thymian
- 2 EL Tomatenmark
- 400 ml Tomaten, passiert
- 600 ml Gemüsebrühe
- Salz & Pfeffer
- 4 Eier, Größe M
- 2 l Wasser
- 3 EL Weißweinessig

Zubereitung

1. Den Knoblauch, die Schalotten und die Möhren schälen und sehr fein hacken.
2. Das Öl in einem Topf erhitzen und die vorbereiteten Zutaten darin 3 Minuten andünsten. Danach die Haferflocken dazugeben und weitere 2 Minuten braten.
3. Die Tomaten waschen, vom Strunk befreien und in Würfel schneiden. Den Thymian waschen, trocken schütteln und die Zweige etwas zerkleinern.
4. Das Tomatenmark mit den Tomatenwürfeln in den Topf geben. Mit den passierten Tomaten und der Gemüsebrühe ablöschen, mit etwas Salz und Pfeffer würzen und auf niedriger Stufe 10 Minuten köcheln lassen.
5. In Zwischenzeit die Eier in getrennten Tasse aufschlagen. Einen Topf mit dem Wasser zum Sieden bringen, das Wasser darf nicht sprudeln. Den Essig einrühren. Das Wasser mit einem Kochlöffel kräftig umrühren, sodass ein Strudel entsteht. In diesen Strudel vorsichtig ein Ei aus einer Tasse gleiten lassen und dort dann ohne weiteres Rühren ca. 3 Minuten stocken lassen. Das Ei vorsichtig mit einer Schaumkelle herausnehmen und auf einen mit Küchenpapier ausgelegten Teller geben. Mit den restlichen Eiern genauso verfahren.
6. Die Suppe abschmecken, nach Belieben nachwürzen und in 4 Teller geben. Auf jeden Teller ein pochiertes Ei platzieren, mit dem Thymian dekorieren und servieren.

Nährwerte pro Portion:

362 kcal, 14 g Fett, 40 g Kohlenhydrate, 18,5 g Eiweiß, 10 g Ballaststoffe

Kalte grüne Gemüsesuppe

Für 4 Portionen
Zubereitungszeit:
25 Minuten

Zutaten

- 250 g grüner Spargel
- Salz
- 2 Salatgurken
- 2 Kiwis
- 50 g Blattspinat
- 1 Knoblauchzehe
- ½ Bund Dill
- 1 Limette
- 2 EL Haferflocken, blütenzart
- 400 ml Hafersahne
- Pfeffer
- 1 EL Leinsamen

Zubereitung

1. Den grünen Spargel waschen, die untere Schnittstelle abschneiden und das untere Drittel schälen. In Stücke schneiden und in kochendem Salzwasser ca. 6–8 Minuten garen, bis er bissfest ist. Anschließend abgießen und mit kaltem Wasser abschrecken.
2. In der Zwischenzeit die Gurken waschen, trocken tupfen und in Scheiben schneiden. Die Kiwis schälen und in Scheiben schneiden. Einige Gurken- und Kiwischeiben für die Dekoration beiseitelegen. Den Spinat waschen und trocken schütteln.
3. Den Knoblauch schälen und fein hacken. Den Dill waschen, trocken schütteln, die Blättchen von den Stielen zupfen und hacken. Die Limette auspressen.
4. Vom Spargel 2 EL abnehmen und den restlichen Spargel in eine große Schüssel geben. Gurken, Kiwi, Spinat, Knoblauch, Dill, Haferflocken und Hafersahne dazugeben und mit einem Stabmixer fein pürieren. Wer eine flüssigere Konsistenz wünscht, kann noch etwas Wasser oder weitere Hafersahne zugießen.
5. Die Suppe mit dem Limettensaft und etwas Salz und Pfeffer abschmecken.
6. Dann die Suppe auf 4 Schüsseln verteilen, die zurückbehaltenen Spargelstücke, Gurken- und Kiwischeiben daraufgeben, mit Leinsamen bestreuen und servieren.

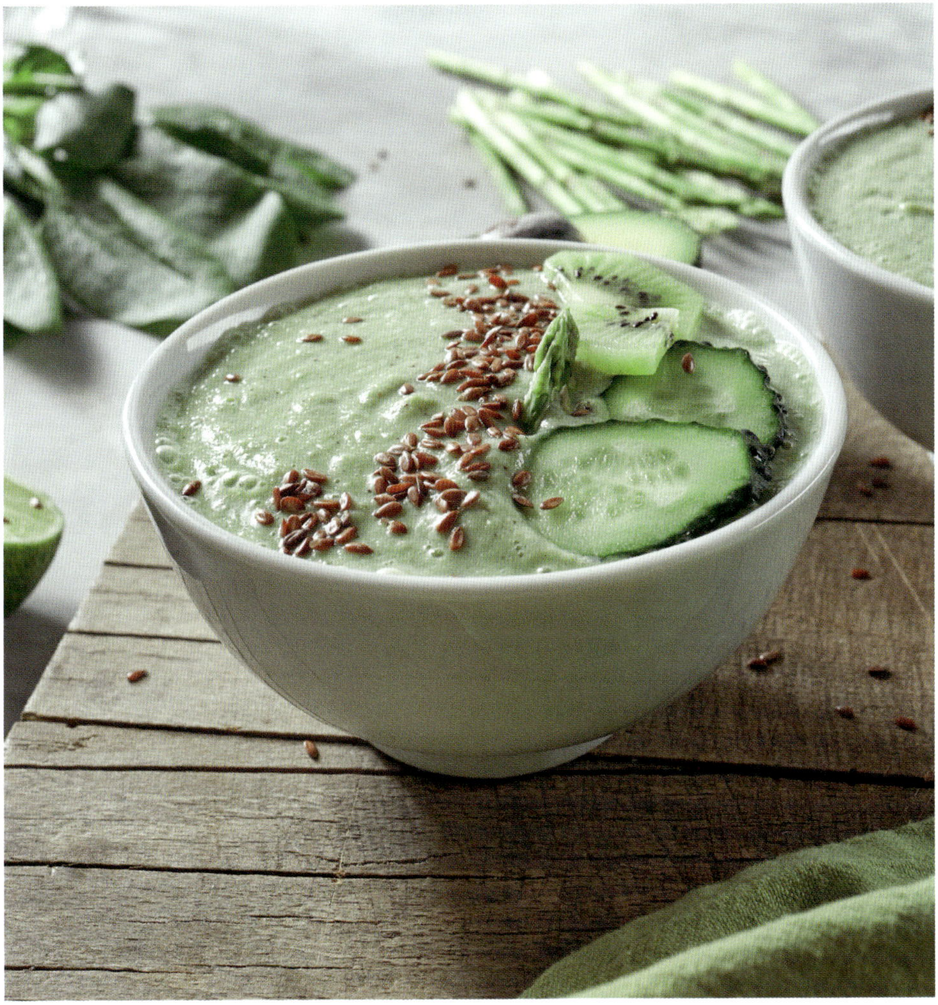

! Tipp Die Zutaten für die Suppe sollten alle gut gekühlt sein, wenn sie verarbeitet werden. Wenn die Suppe nicht sofort serviert wird, kann sie nach dem Pürieren und Abschmecken auch im Kühlschrank aufbewahrt und dann angerichtet werden.

Nährwerte pro Portion:
242 kcal, 15 g Fett, 19 g Kohlenhydrate, 5,75 g Eiweiß, 6 g Ballaststoffe

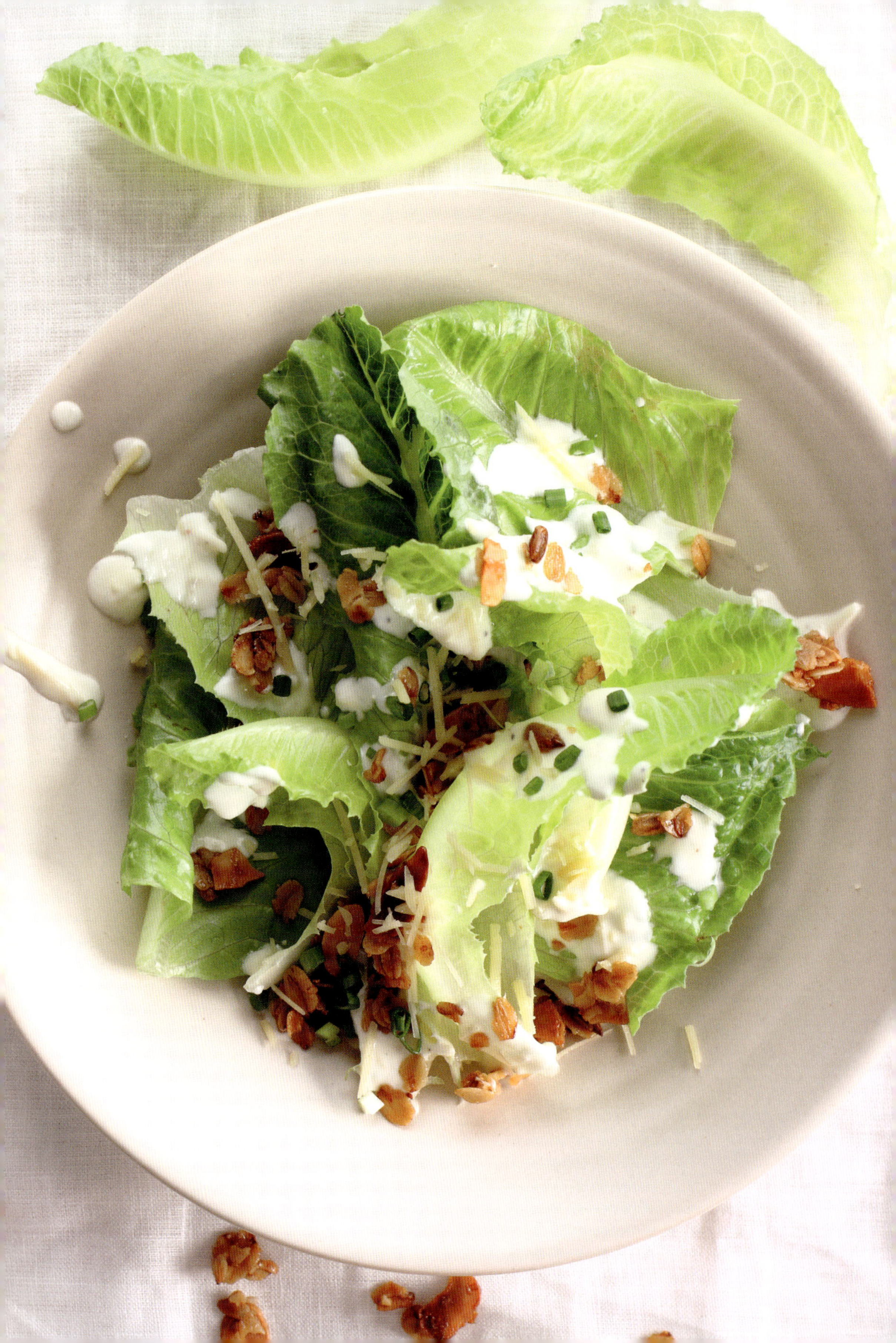

Caesar Salat mit Knusperhafer

Für 4 Portionen
Zubereitungszeit:
20 Minuten

Zutaten

- 1 EL Knoblauchöl
- 80 g Haferflocken, kernig
- 20 g Sonnenblumenkerne
- 2 Römersalatherzen
- ½ Bund Schnittlauch
- 1 Knoblauchzehe
- 100 g Haferjoghurt, natur, 2 % Fett
- 2 EL Zitronensaft
- 1 TL Senf, mittelscharf
- 1 Msp. Honig
- 1 EL Olivenöl
- Salz & Pfeffer
- 50 g Parmesan, gerieben

Zubereitung

1. Das Knoblauchöl in einer Pfanne erhitzen und darin die Haferflocken und Sonnenblumenkerne goldbraun rösten. Dann herausnehmen und abkühlen lassen.
2. Den Römersalat putzen, waschen und trocken schütteln. Die Blätter abzupfen und nach Belieben zerkleinern. Den Schnittlauch waschen, trocken schütteln und in feine Ringe schneiden.
3. Für das Dressing die Knoblauchzehe schälen und durch die Presse drücken. Mit dem Haferjoghurt, Zitronensaft, Senf und Honig in ein hohes Gefäß geben und pürieren, dabei das Olivenöl unterschlagen. Mit Salz und Pfeffer abschmecken.
4. Den Salat auf 4 Tellern anrichten, das Dressing darauf verteilen und den Schnittlauch darüberstreuen. Den Parmesan und den Knusperhafer darauf verteilen und servieren.

Nährwerte pro Portion:
245 kcal, 13 g Fett, 24,5 g Kohlenhydrate, 10 g Eiweiß, 5 g Ballaststoffe

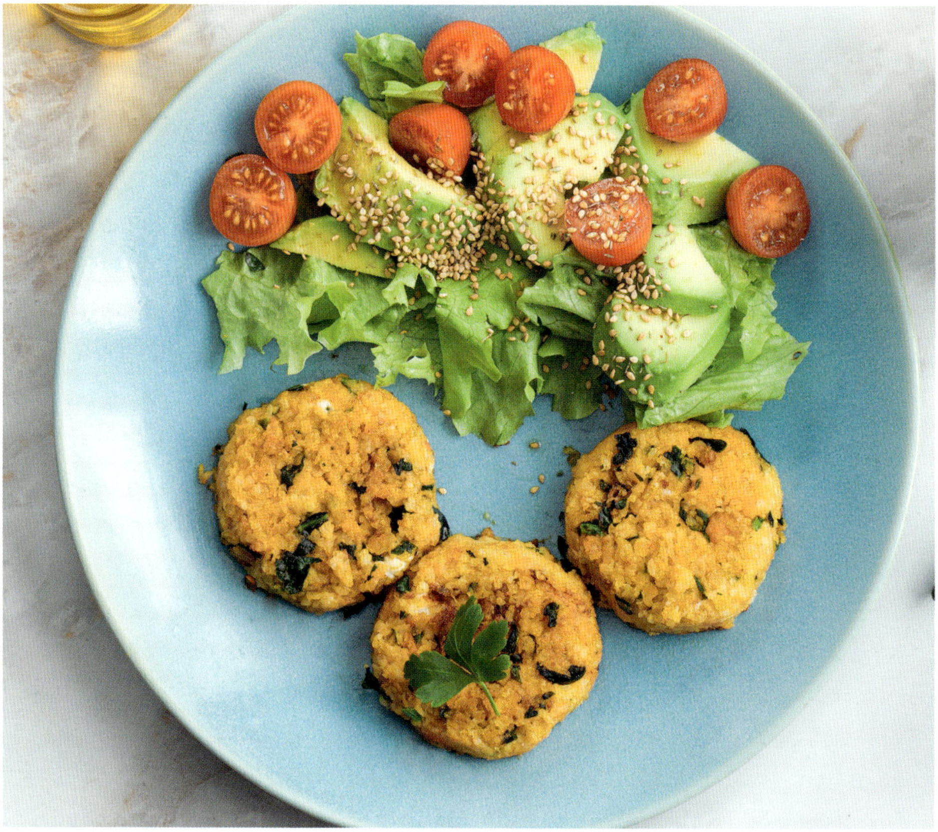

Bunter Salat mit Haferpuffern

Für 4 Portionen
Zubereitungszeit:
50 Minuten

Zutaten

Für die Haferpuffer

- 300 g Süßkartoffeln
- Salz
- 2 Schalotten
- 50 g Blattspinat
- 2 Stiele Petersilie
- 2 EL + 1 TL Rapsöl
- 100 g Haferflocken, blütenzart
- 1 EL Kartoffelmehl

Für den Salat

- 1 Kopf Salat, z. B. Eichblatt oder Lollo Bionda
- 200 g Kirschtomaten
- 1 Avocado
- 1 EL Olivenöl
- 2 EL Aceto balsamico, hell
- Salz & Pfeffer
- 1 EL weißer Sesam

Zubereitung

1. Die Süßkartoffeln schälen, in Würfel schneiden und in kochendem Salzwasser ca. 20 Minuten kochen. Dann abgießen, in eine Schüssel geben und stampfen.
2. Unterdessen die Schalotten schälen und sehr fein würfeln. Den Spinat waschen, trocken schütteln und klein schneiden. Die Petersilie waschen, trocken schütteln, die Blättchen von den Stielen zupfen und fein hacken.
3. 1 TL Öl in einer Pfanne erhitzen und die Schalotten darin glasig andünsten. Dann den Spinat zugeben und kurz mitdünsten, bis er zusammenfällt.
4. Die Schalotten, den Spinat, die Petersilie, die Haferflocken und das Kartoffelmehl zu dem Süßkartoffelstampf geben und alles sehr gut miteinander verrühren. Kräftig mit Salz und Pfeffer abschmecken. Aus der Masse mit leicht angefeuchteten Händen kleine, flache Puffer formen.
5. Das restliche Öl in einer Pfanne erhitzen und die Haferpuffer darin von beiden Seiten goldbraun braten. Dann aus der Pfanne nehmen und auf ein mit Küchenpapier ausgelegtes Kuchengitter geben, damit überschüssiges Öl aufgesogen wird.
6. Den Salat putzen, waschen, trocken schleudern und in mundgerechte Stücke zupfen. Die Tomaten waschen und halbieren. Die Avocado schälen, den Kern entfernen und das Fruchtfleisch in mundgerechte Stücke schneiden.
7. Das Olivenöl mit dem Aceto balsamico und etwas Salz und Pfeffer verrühren.
8. Den Salat auf 4 Tellern anrichten, das Dressing darübergeben und mit Sesam bestreuen. Die Haferpuffer neben dem Salat anrichten und servieren.

Nährwerte pro Portion:
361 kcal, 18 g Fett, 41 g Kohlenhydrate, 8 g Eiweiß, 10 g Ballaststoffe

Herzhafte Hauptgerichte

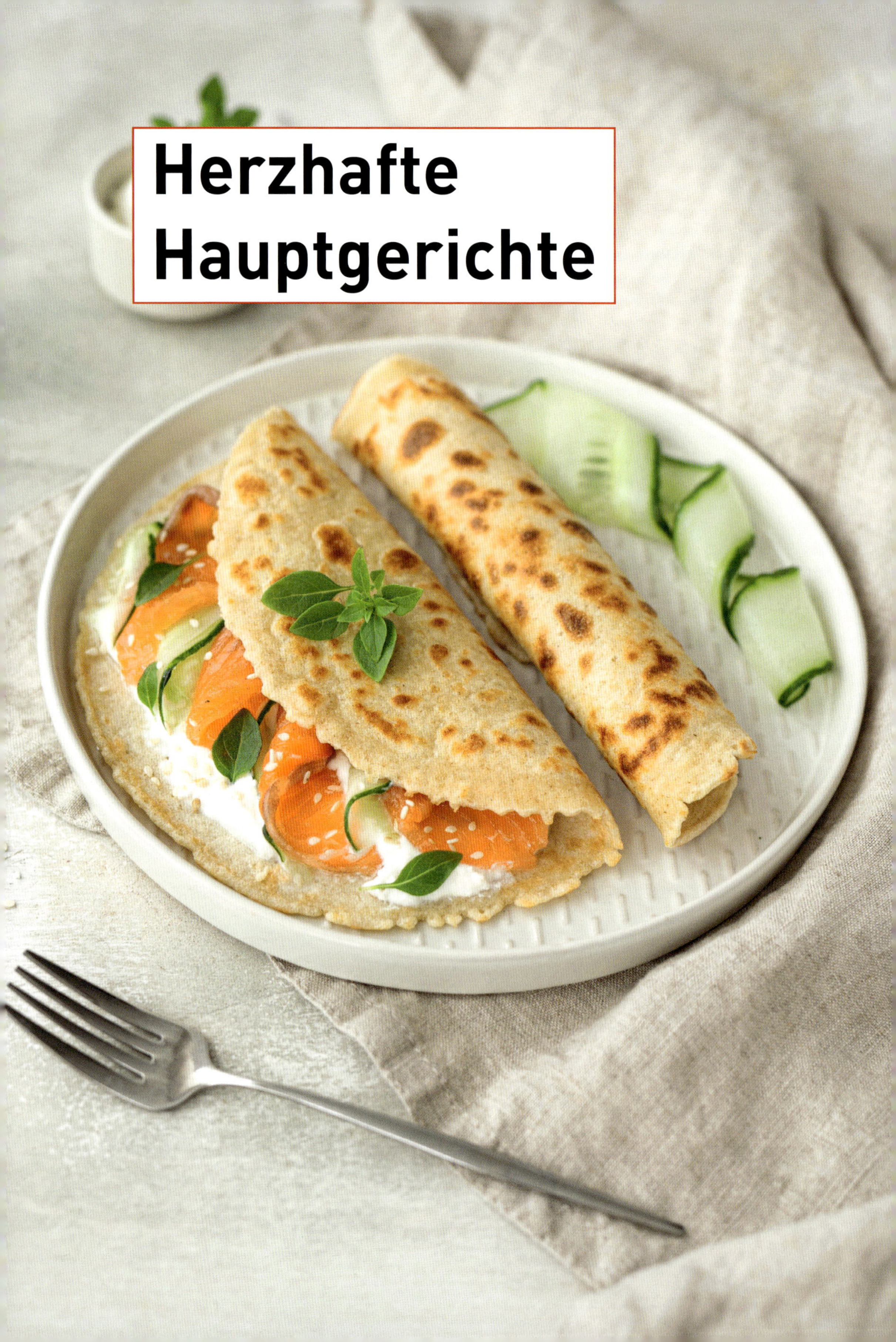

Hafer-Pfannkuchen mit Lachs

Für 2 Portionen
Zubereitungszeit:
20 Minuten

Zutaten

Für den Teig

- 40 g Haferflocken, blütenzart
- 4 Eier, Größe M
- 100 ml Haferdrink, ungesüßt
- 1 Prise Salz
- etwas Mineralwasser
- 2 TL Rapsöl

Für den Belag

- ½ Salatgurke
- 100 g Räucherlachs
- 2 Stiele Thymian
- 80 g Frischkäse, bis 3 % Fett
- Salz & Pfeffer
- 1 TL weißer Sesam

Zubereitung

1. Die Haferflocken im Multizerkleinerer kurz pulsieren, sodass sie etwas zerkleinert sind.
2. Für den Teig Haferflocken, Eier, Haferdrink und Salz miteinander verrühren. Etwas Mineralwasser unterrühren, damit der Teig eine luftigere Konsistenz erhält.
3. Aus dem Teig nacheinander 2 Pfannkuchen backen. Dafür die Hälfte des Öls in einer beschichteten Pfanne erhitzen. Die Hälfte des Teiges hineingeben, glatt streichen und bei geringer Hitze 3–4 Minuten backen. Wenden und von der anderen Seite ca. 2 Minuten backen. Auf einen Teller geben. Auf die gleiche Weise den zweiten Pfannkuchen backen.
4. Unterdessen die Gurke waschen, trocken reiben und dünn hobeln. Den Lachs in kleine Stücke zupfen. Den Thymian waschen, trocken schütteln und die Blättchen von den Stielen zupfen.
5. Den Frischkäse mit etwas Salz und Pfeffer würzen und auf die Pfannkuchen streichen.
6. Den Lachs und die Gurken darauf verteilen, den Sesam sowie den Thymian darüberstreuen und die Pfannkuchen zusammenklappen.

Nährwerte pro Portion:
455 kcal, 26,5 g Fett, 21 g Kohlenhydrate, 33 g Eiweiß, 3,5 g Ballaststoffe

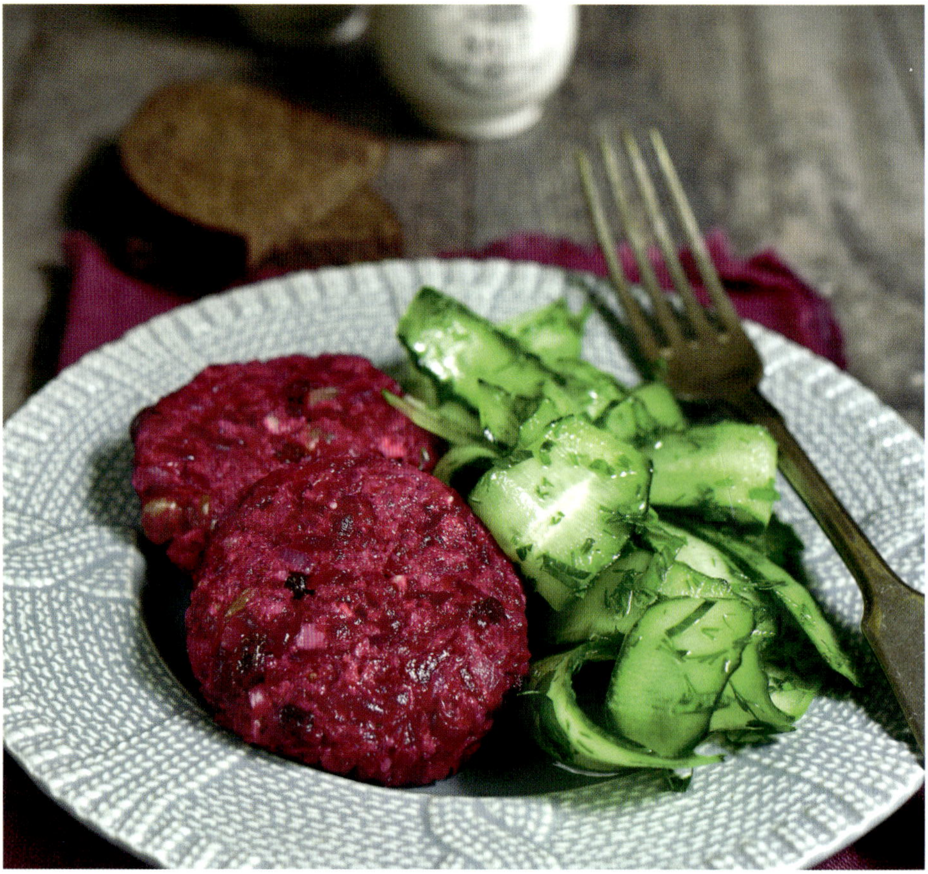

Rote-Bete-Hafer-Bratlinge mit Gurkensalat

Für 2 Portionen
Zubereitungszeit:
35 Minuten

Zutaten

- 1 Salatgurke
- 2 Frühlingszwiebeln
- 2 Stiele Dill
- 2 EL Weißweinessig
- 3 EL Rapsöl
- ½ TL Erythrit
- Salz & Pfeffer
- 80 g Haferflocken, blütenzart
- 2 Knollen Rote Bete, vorgegart
- 2 Knoblauchzehen
- 1 kleine Zwiebel
- 1 Ei, Größe M

Zubereitung

1. Die Gurke waschen, trocken tupfen und in dünne, längliche Streifen hobeln. Die Frühlingszwiebeln waschen, putzen und in sehr feine Ringe schneiden. Den Dill waschen, trocken schütteln, die Blättchen von den Stielen zupfen und fein hacken.
2. Für das Dressing Essig, 2 EL Öl, einen Schuss Wasser, Erythrit sowie etwas Salz und Pfeffer in einer Schüssel mit einem Schneebesen verrühren. Die Frühlingszwiebeln und den Dill einrühren.
3. Die Gurken mit dem Dressing mischen und so lange marinieren lassen, bis die Bratlinge fertig sind.
4. Die Haferflocken im Multizerkleinerer kurz pulsieren, sodass sie ein wenig zerkleinert, aber noch kein Mehl sind.
5. Die Rote Bete mit einer Küchenreibe grob reiben. Den Knoblauch und die Zwiebel schälen und sehr fein würfeln.
6. Die Haferflocken mit der roten Bete, Knoblauch, Zwiebel und dem Ei gut vermischen und anschließend die Masse kräftig mit Salz und Pfeffer abschmecken.
7. Aus der Masse 4 flache Bratlinge formen.
8. 1 EL Öl in einer Pfanne erhitzen und darin die Bratlinge von jeder Seite bei mittlerer Hitze 5–6 Minuten braten. Dann aus der Pfanne nehmen und auf ein mit Küchenpapier ausgelegtes Kuchengitter geben, damit überschüssiges Öl aufgesogen wird.
9. Die Bratlinge mit dem Gurkensalat auf 2 Tellern anrichten und servieren.

Nährwerte pro Portion:

418 kcal, 21 g Fett, 42 g Kohlenhydrate, 13 g Eiweiß, 9,5 g Ballaststoffe

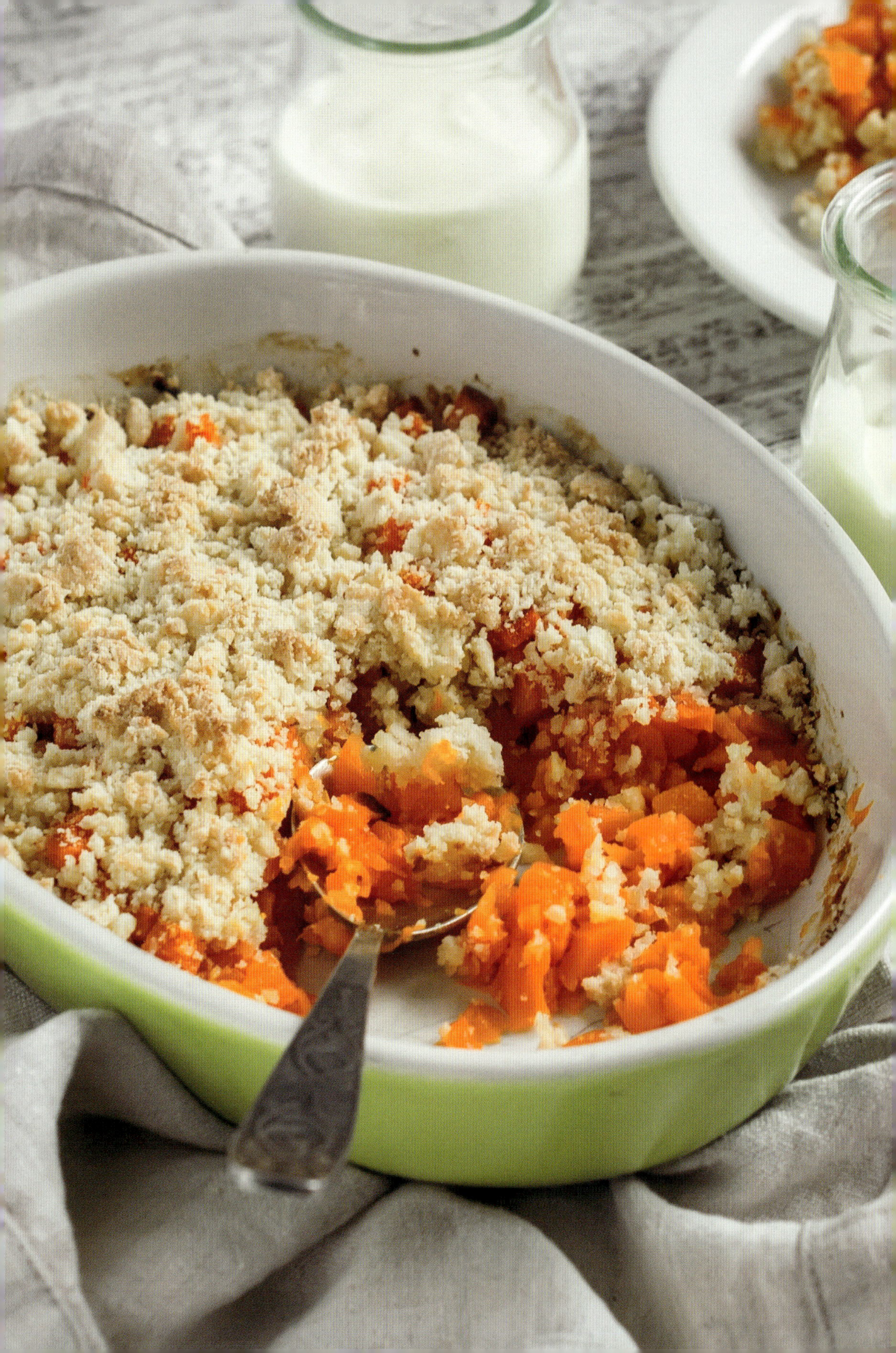

Kürbisauflauf mit Haferkruste

Für 4 Portionen
Zubereitungszeit: 50 Minuten

Zutaten

- 100 g Haferflocken, blütenzart
- 40 g Haselnüsse
- Salz & Pfeffer
- 60 g Butter, weich
- 1 Hokkaido-Kürbis, gut 1 kg
- 1 EL Olivenöl
- 1 TL Thymian, getrocknet

Zubereitung

1. Den Backofen auf 180 °C Ober-/Unterhitze vorheizen.
2. Die Haferflocken mit den Nüssen in einen Multizerkleinerer geben und fein hacken. Mit einer Prise Salz und etwas Pfeffer in einer Schüssel mischen, die Butter zugeben und alles mit den Händen zu Streuseln verreiben. Dann so lange kalt stellen, bis die restlichen Zutaten vorbereitet sind.
3. Den Kürbis waschen, halbieren, das Kerngehäuse entfernen und das Kürbisfleisch in Würfel schneiden.
4. Das Olivenöl in einer großen Schüssel mit Salz, Pfeffer und Thymian verrühren. Den Kürbis hineingeben und gut mit dem Würzöl verrühren.
5. Dann den Kürbis in eine Auflaufform geben und die Haferstreusel darauf verteilen.
6. Die Auflaufform in den Ofen schieben und 25–30 Minuten goldbraun backen.

Nährwerte pro Portion:
356 kcal, 23,5 g Fett, 28 g Kohlenhydrate, 8,5 g Eiweiß, 5 g Ballaststoffe

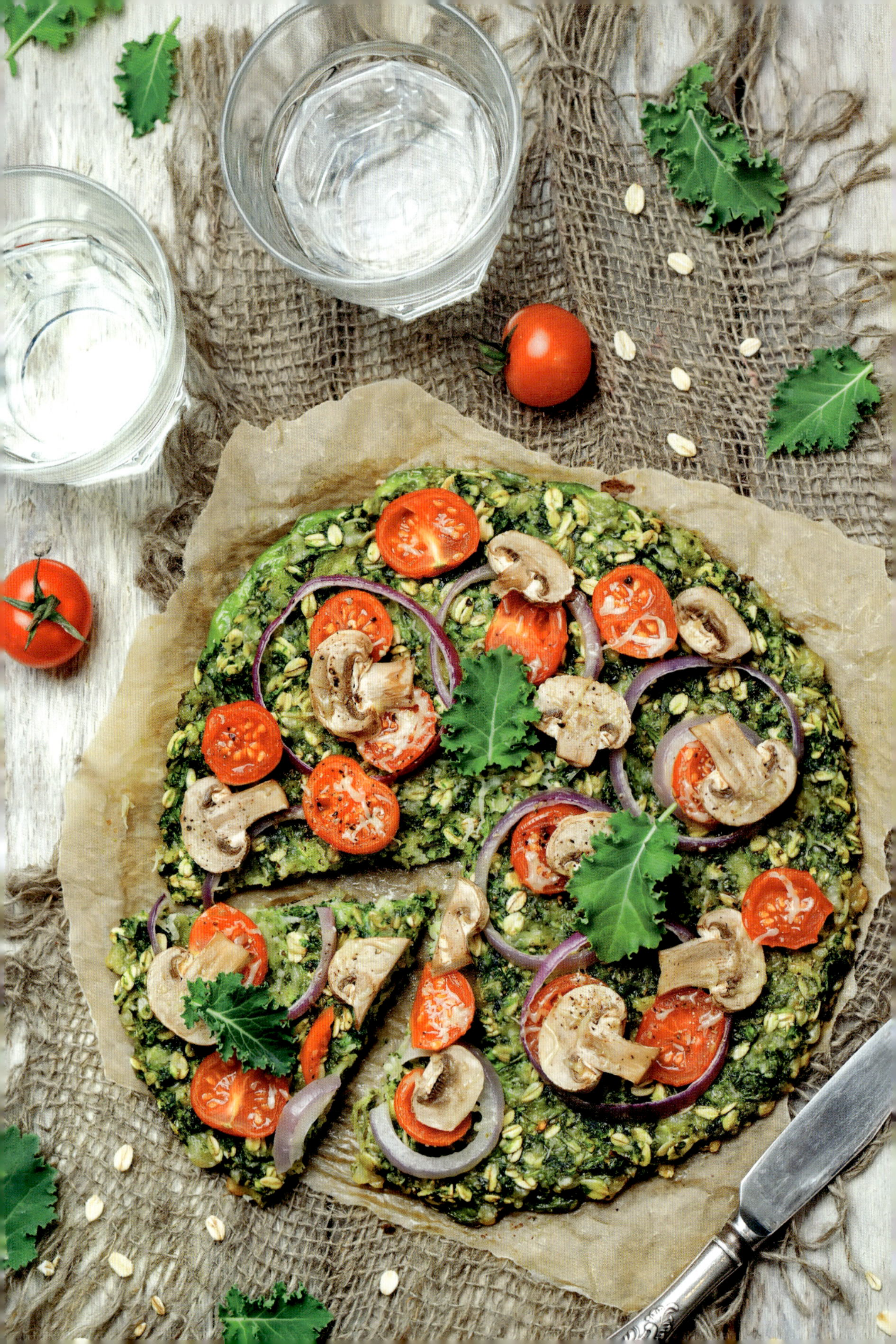

Grünkohl-Haferpizza

Für 4 Portionen
Zubereitungszeit:
50 Minuten

Zutaten

- 500 g Grünkohl
- 200 g Mozzarella, gerieben, 20 % Fett i. Tr.
- 4 Eier, Größe M
- 100 g Haferflocken, blütenzart
- Salz & Pfeffer
- 250 g Champignons
- 250 g Kirschtomaten
- 1 kleine rote Zwiebel

Zubereitung

1. Den Backofen auf 200 °C Ober-/Unterhitze vorheizen. Ein Backblech mit Backpapier auslegen.
2. Den Grünkohl waschen, putzen, die dicken Blattrippen herausschneiden und den Rest klein schneiden. Den Grünkohl dann zusammen mit dem Mozzarella, den Eiern und der Hälfte der Haferflocken in einem Multizerkleinerer so lange mixen, bis eine homogene Masse entsteht. Dann die restlichen Haferflocken einrühren und die Masse mit Salz und Pfeffer würzen.
3. Aus der Masse auf dem Backblech 2 runde Pizzen formen und diese ca. 20 Minuten backen. Dann wenden und nochmals 10–15 Minuten backen, bis der Boden fest ist.
4. In der Zwischenzeit die Champignons putzen, abbürsten und in Scheiben schneiden. Die Tomaten waschen, trocken tupfen und ebenfalls in Scheiben schneiden. Die Zwiebel schälen und in feine Ringe schneiden.
5. Das Backblech aus dem Ofen nehmen und die Pizzen mit Champignons, Tomaten und Zwiebel belegen. Nochmals in den Ofen schieben und 5 Minuten backen. Dann herausnehmen und servieren.

Nährwerte pro Portion:
297 kcal, 11,5 g Fett, 23 g Kohlenhydrate, 24,5 g Eiweiß, 10 g Ballaststoffe

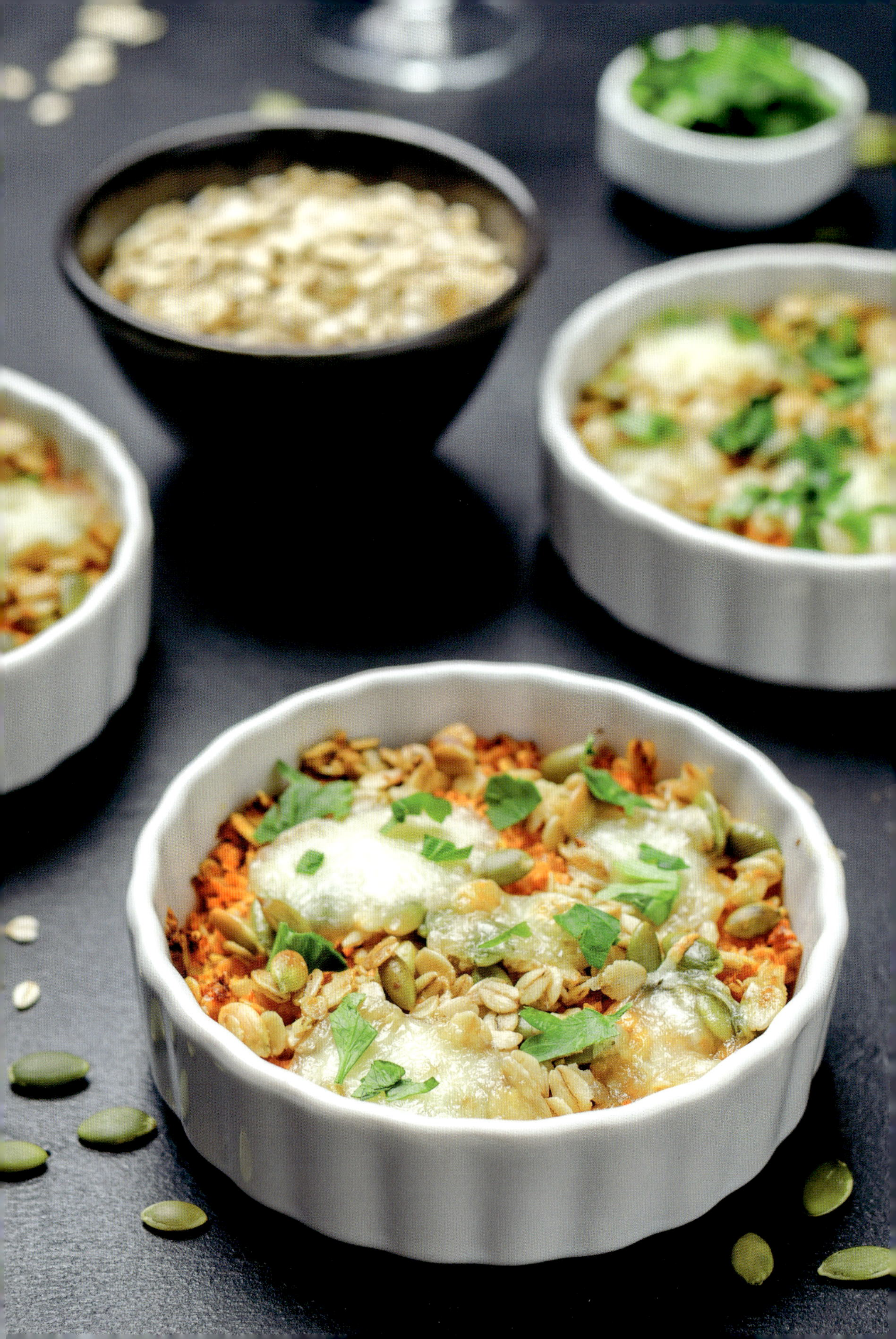

Paprika-Süßkartoffel-Haferauflauf

Für 4 Portionen
Zubereitungszeit:
40 Minuten

Zutaten

- 2 rote Paprikaschoten
- 1 Süßkartoffel, ca. 300 g
- 1 kleine Zwiebel
- 1 TL Rapsöl
- 100 g Haferflocken, kernig
- 20 g Kürbiskerne
- 2 EL Tomatenmark
- 150 ml Gemüsebrühe
- Salz & Pfeffer
- 1 Kugel Mozzarella, 20 % Fett i. Tr.
- 2 Stiele Blattpetersilie

Zubereitung

1. Den Backofen auf 200 °C Ober-/Unterhitze vorheizen.
2. Die Paprika waschen, putzen und würfeln. Die Süßkartoffel schälen, waschen und ebenfalls würfeln. Die Zwiebel schälen und fein würfeln.
3. Das Öl in einer Pfanne erhitzen und Paprika, Süßkartoffel und Zwiebel darin ca. 10–15 Minuten bei kleiner Hitze andünsten. Dabei öfter wenden.
4. Die Haferflocken und die Kürbiskerne in die Pfanne geben und kurz mitdünsten. Das Tomatenmark und die Gemüsebrühe zugeben, alles gut verrühren und dann mit Salz und Pfeffer abschmecken.
5. Den Mozzarella in dünne Scheiben schneiden. Das Gemüse in 4 Auflaufförmchen geben und den Mozzarella darauflegen.
6. Die Auflaufförmchen auf ein Backgitter stellen, in den heißen Ofen schieben und ca. 10 Minuten backen, bis der Mozzarella geschmolzen und leicht gebräunt ist.
7. In der Zwischenzeit die Petersilie waschen, trocken schütteln, die Blättchen von den Stielen zupfen und hacken.
8. Die Auflaufförmchen aus dem Ofen nehmen, mit der Petersilie bestreuen und servieren.

Nährwerte pro Portion:
292 kcal, 8 g Fett, 41 g Kohlenhydrate, 12 g Eiweiß, 8,75 g Ballaststoffe

Hafer-Käse-Omelett mit gelber Grillzucchini

Für 2 Portionen
Zubereitungszeit:
55 Minuten

Zutaten

- 2 Stiele Petersilie
- 100 g Haferflocken, kernig
- 140 ml Haferdrink, ungesüßt
- 2 Eier, Größe M
- 50 g Gouda, gerieben, 30 % Fett i. Tr.
- 1 Msp. Backpulver
- Salz
- 1 gelbe Zucchini, ca. 200 g
- 2 Tomaten
- 1 EL Olivenöl
- Pfeffer
- 1 TL Thymian, getrocknet
- 20 g Mozzarella, gerieben, 20 % Fett i. Tr.
- 2 TL Rapsöl

Zubereitung

1. Die Petersilie waschen, trocken schütteln, die Blätter abzupfen und hacken. Einige Blätter zur Dekoration beiseitelegen.
2. Petersilie, Haferflocken, Haferdrink, Eier, 30 g Gouda, Backpulver und 1 Prise Salz in eine Schüssel geben und gut verrühren. Den Teig ca. 15 Minuten ruhen lassen.
3. In der Zwischenzeit die Zucchini waschen, trocken tupfen, die Enden abschneiden und die Zucchini in gleichmäßig dicke Scheiben schneiden. Die Tomaten waschen, trocken tupfen und vierteln.
4. Das Olivenöl mit etwas Salz, Pfeffer und dem Thymian verrühren. Die Zucchinischeiben darin wenden.
5. Den restlichen geriebenen Gouda mit dem geriebenen Mozzarella mischen.
6. Den Backofen auf 50 °C Umluft vorheizen.
7. Die Hälfte des Rapsöls in einer kleinen beschichteten Pfanne erhitzen. Die Hälfte des Omeletteigs hineingeben und 8 Minuten braten. Das Omelett wenden und weitere 5 Minuten braten. Aus der Pfanne nehmen, auf eine Omeletthälfte die Hälfte der Gouda-Mozzarella-

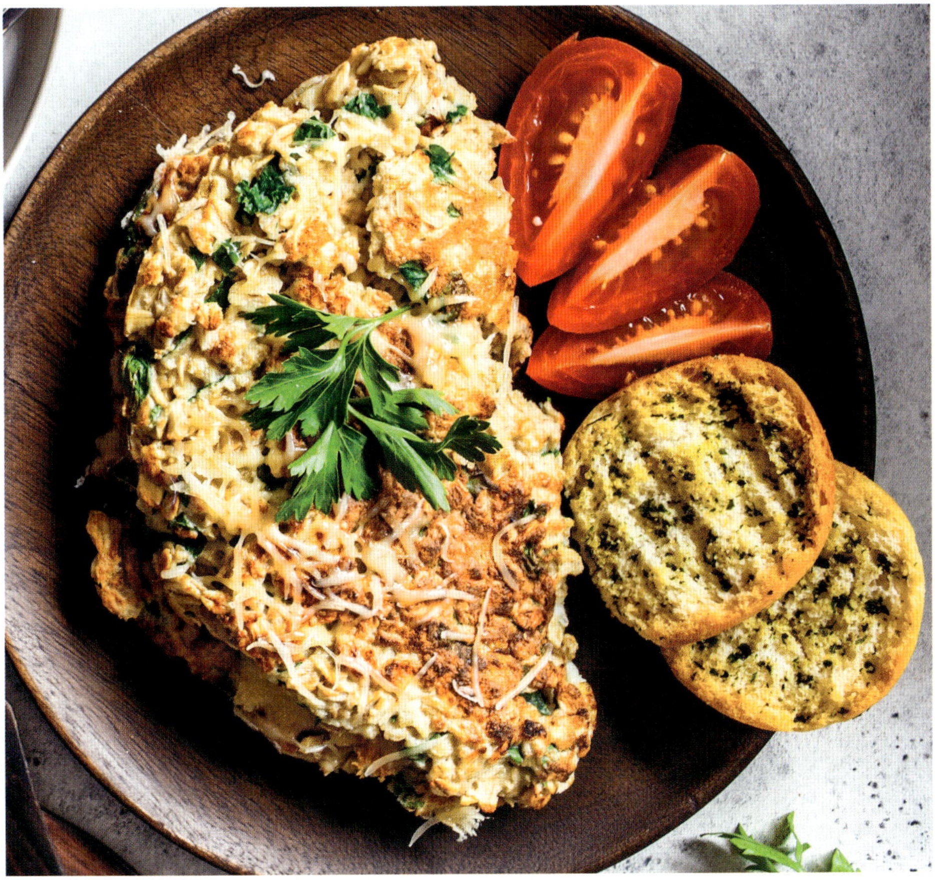

Mischung geben, das Omelett zusammenklappen und im Ofen warmhalten. Das zweite Omelett mit dem restlichen Öl auf die gleiche Weise braten und mit der restlichen Käsemischung bestreuen und zusammenklappen.

8. Die Zucchinischeiben zeitgleich in einer heißen Grillpfanne von jeder Seite 2 Minuten braten. Dann aus der Pfanne nehmen und mit etwas Salz und Pfeffer würzen.
9. Die Omeletts auf 2 Tellern anrichten, die Grillzucchini und Tomaten anlegen, mit der restlichen Petersilie bestreuen und servieren.

Nährwerte pro Portion:
511 kcal, 26,5 g Fett, 41,5 g Kohlenhydrate, 20 g Eiweiß, 8,5 g Ballaststoffe

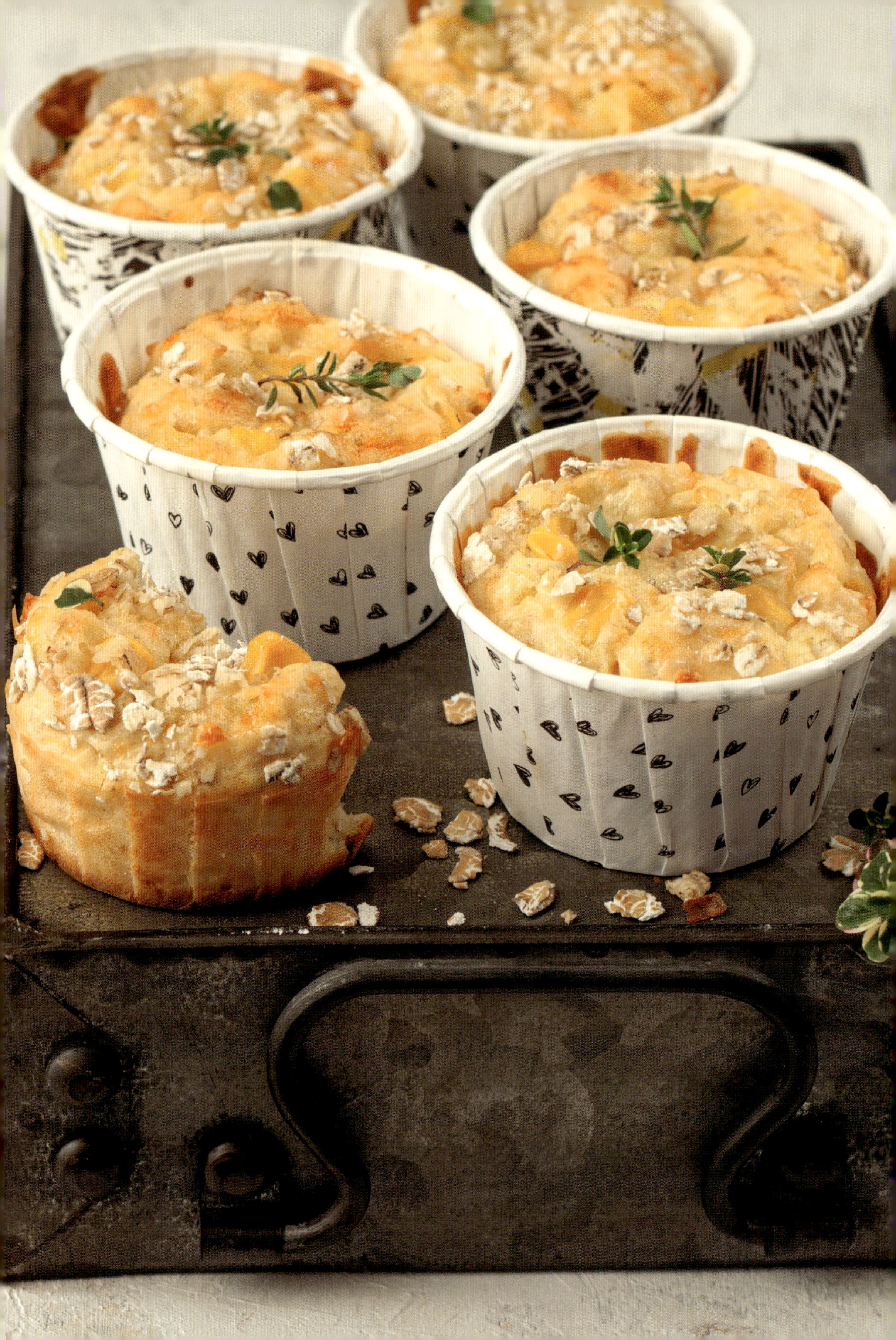

Haferflocken-Käse-Muffins mit Pute

Für 6 Muffins
Zubereitungszeit:
50 Minuten

Zutaten

- 200 g Putenschnitzel
- Salz & Pfeffer
- 1 TL Rapsöl
- 285 g Mais, aus der Dose
- 3 Stiele Thymian
- 140 g Haferflocken, kernig
- 1 TL Backpulver
- 1 Ei, Größe M
- 125 ml Haferdrink, ungesüßt
- 1 EL Olivenöl
- 70 g Gouda, gerieben, 30 % Fett i. Tr.

Zubereitung

1. Das Putenschnitzel unter fließendem Wasser abwaschen und mit Küchenkrepp trocknen. Dann von beiden Seiten mit Salz und Pfeffer würzen und in einer Pfanne in dem heißen Öl von beiden Seiten jeweils 3–4 Minuten braten. Anschließend aus der Pfanne nehmen und in mundgerechte Stücke schneiden.
2. Den Backofen auf 180 °C Ober-/Unterhitze vorheizen.
3. Den Mais auf ein Sieb gießen und abtropfen lassen. Den Thymian waschen, trocken schütteln und die Blättchen von den Stielen zupfen. Die Hälfte fein hacken, die andere Hälfte zur Deko beiseitelegen.
4. Die Hälfte der Haferflocken in einem Multizerkleinerer zu Mehl pulsieren. Das Hafermehl, die restlichen Haferflocken und das Backpulver miteinander verrühren. Das Ei mit der Haferdrink, dem Olivenöl, Gouda, etwas Salz und Pfeffer sowie dem gehacktem Thymian unter die trockenen Zutaten rühren.
5. Die Putenwürfel und den Mais unterheben und die Masse in 6 Papier-Muffinförmchen geben. Diese auf ein Backgitter stellen, auf der zweiten Schiene von unten in den Ofen schieben und ca. 25 Minuten goldbraun backen.

Nährwerte pro Portion:
243 kcal, 9,5 g Fett, 22 g Kohlenhydrate, 17 g Eiweiß, 4 g Ballaststoffe

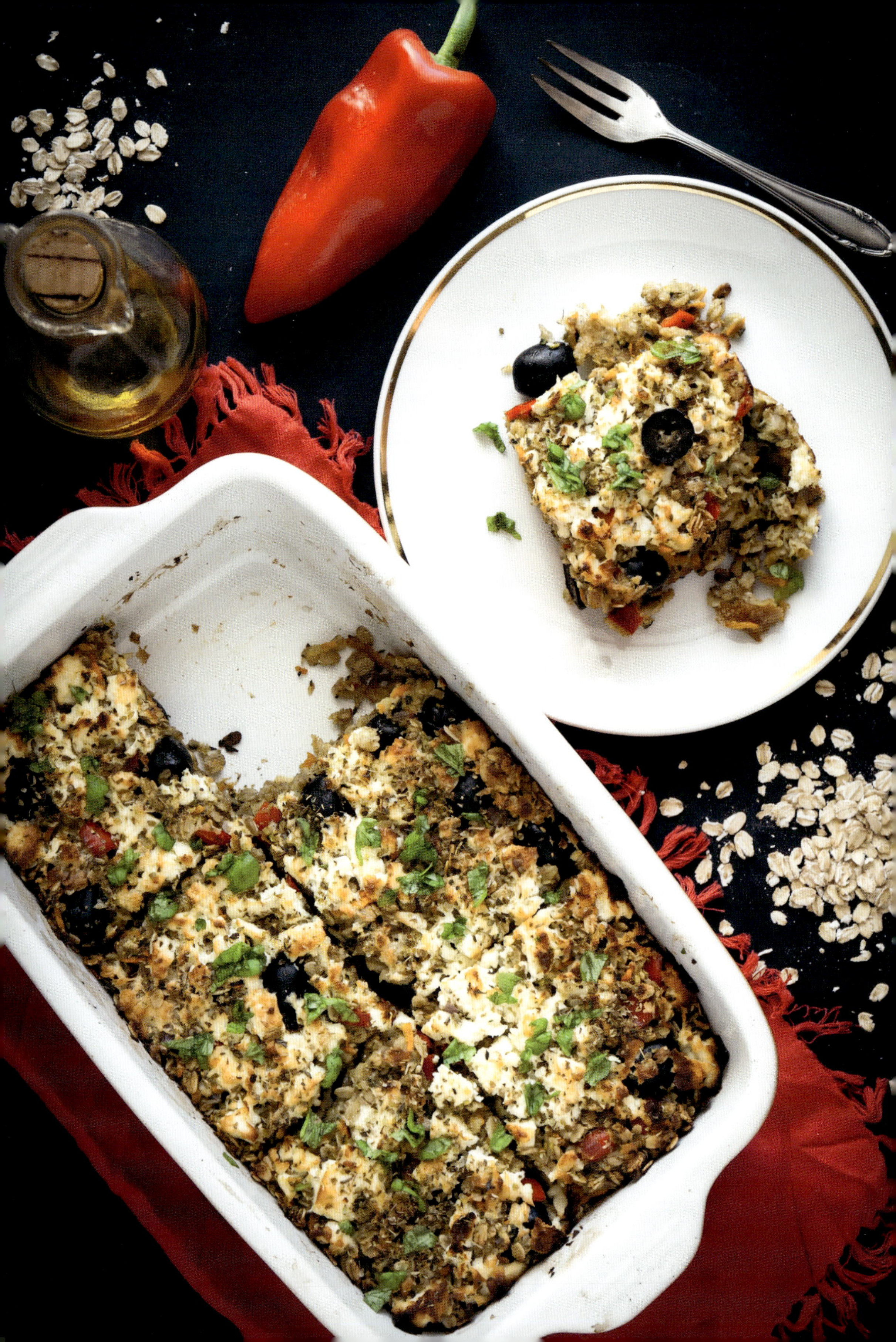

Griechischer Haferauflauf

Für 4 Portionen
Zubereitungszeit:
55 Minuten

Zutaten

- 1 Zwiebel
- 2 Knoblauchzehen
- 2 rote Spitzpaprikaschoten
- 2 Möhren
- 400 g Zucchini
- 4 Stiele Petersilie
- 50 g schwarze Oliven
- 1 TL Rapsöl
- 150 g Haferflocken, kernig
- 400 ml Gemüsebrühe
- 200 ml Hafersahne
- Salz & Pfeffer
- 1 TL Oregano, getrocknet
- 100 g Feta, fettarm

Zubereitung

1. Die Zwiebel und den Knoblauch schälen und fein hacken. Die Paprika waschen, entkernen und würfeln. Die Möhren schälen, putzen und fein reiben. Die Zucchini waschen, putzen und fein reiben. Die Petersilie waschen, trocken schütteln, die Blättchen von den Stielen zupfen und fein hacken. Die Oliven in Scheiben schneiden.
2. Den Backofen nun auf 175 °C Ober-/Unterhitze vorheizen.
3. Das Öl in einer Pfanne erhitzen und die Zwiebel- und Knoblauchwürfel darin anbraten. Die Möhren und Paprika dazugeben und bei mittlerer Hitze ca. 5 Minuten dünsten. Die Zucchini, gut die Hälfte der Petersilie, die Oliven und die Haferflocken unterrühren.
4. Die Gemüsebrühe mit Hafersahne verrühren und kräftig mit Salz und Pfeffer sowie Oregano abschmecken.
5. Das Gemüse in eine Auflaufform geben, die Soße darübergießen und den Feta darüberkrümeln.
6. Die Auflaufform in den vorgeheizten Backofen geben und ca. 20 Minuten backen, bis die Kruste schön goldbraun ist.
7. Dann aus dem Ofen nehmen, die restliche Petersilie darüberstreuen und servieren.

Nährwerte pro Portion:
361 kcal, 16,75 g Fett, 36,5 g Kohlenhydrate, 14 g Eiweiß, 9,75 g Ballaststoffe

Desserts und Gebäck

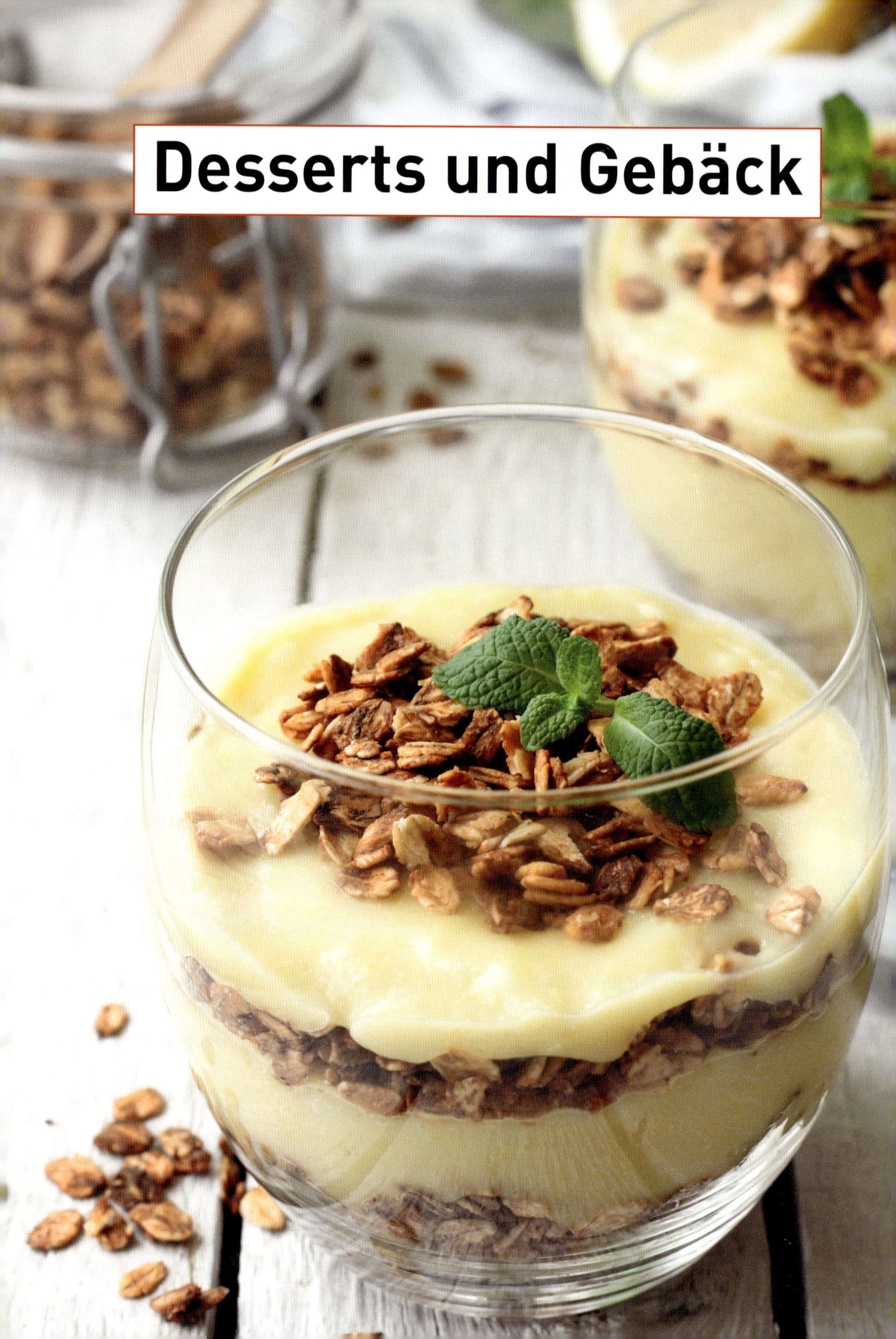

Zitronencreme mit Knusperflocken

Für 4 Portionen
Zubereitungszeit:
20 Minuten

Zutaten

- 1 EL Kokosöl
- 1 TL Ahornsirup
- 120 g Haferflocken, kernig
- 2 Bio-Zitronen
- 3 EL Agavendicksaft
- Mark von ½ Vanilleschote
- 400 g griechischer Joghurt, 0,1 % Fett
- 200 ml Schlagsahne, 30 % Fett
- 2 Stiele Zitronenmelisse

Zubereitung

1. Das Kokosöl in einer Pfanne schmelzen lassen und den Ahornsirup unterrühren. Die Haferflocken dazugeben und unter ständigem Rühren ca. 8–10 Minuten rösten, bis die Haferflocken knusprig sind. Dann aus der Pfanne nehmen und auskühlen lassen.
2. Die Zitronen heiß abwaschen, trocken tupfen und die Schale einer Zitrone fein abreiben. Den Saft beider Zitronen auspressen.
3. Zitronenabrieb, -saft, Agavendicksaft, Vanillemark und Joghurt gut miteinander verrühren.
4. Die Sahne steif schlagen und unter die Joghurtcreme ziehen.
5. Die Zitronenmelisse waschen, trocken schütteln und die Blättchen von den Stielen zupfen.
6. Die Knusperflocken und die Zitronencreme abwechselnd in 4 Gläser schichten, mit den Knusperflocken abschließen und mit der Zitronenmelisse garnieren.

Nährwerte pro Portion:
395 kcal, 20 g Fett, 40 g Kohlenhydrate, 13 g Eiweiß, 3 g Ballaststoffe

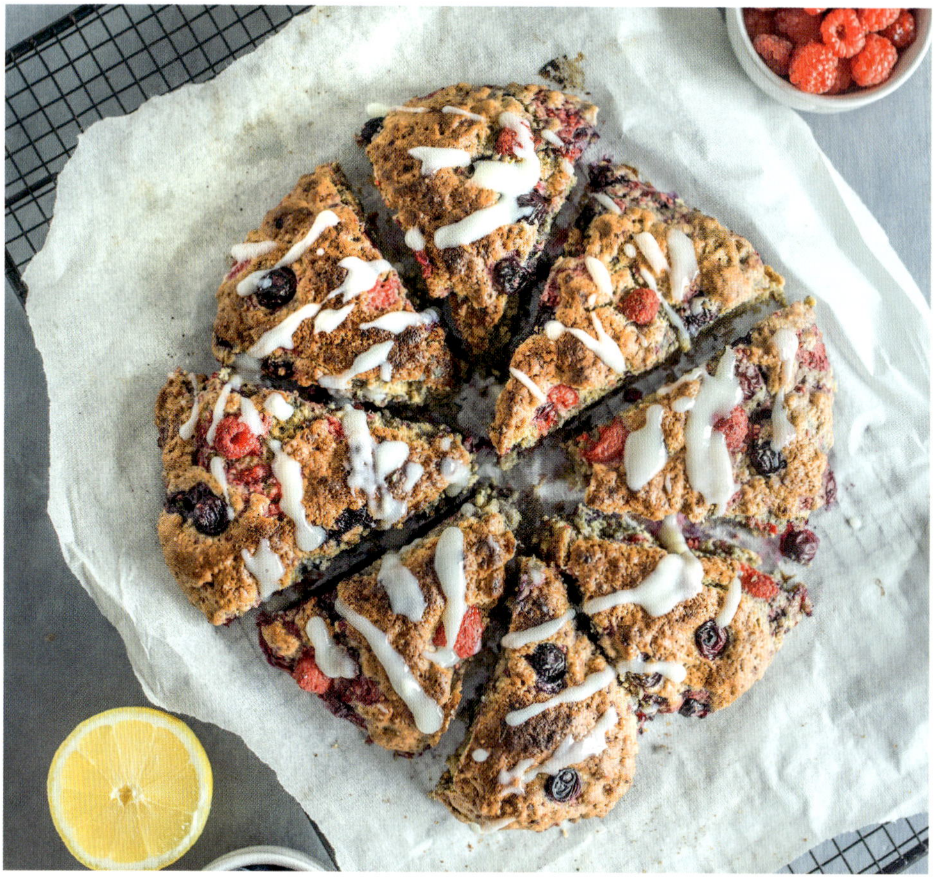

Scones mit Beeren

Für 8 Scones
Zubereitungszeit:
50 Minuten

Zutaten

Für die Scones

- 50 g Heidelbeeren
- 50 g Himbeeren
- 45 g Haferflocken
- 120 g Weizenmehl
- 50 g Erythrit, braun
- 1 TL Backpulver
- ½ TL Natron
- 1 Prise Salz
- ½ TL Zimt
- 60 g Butter, kalt
- 80 ml Buttermilch
- ½ TL Vanilleextrakt

Für die Glasur

30 g Erythrit-Puderzucker, gesiebt
1–2 TL Haferdrink, ungesüßt

Zubereitung

1. Den Backofen auf 180 °C Ober-/Unterhitze vorheizen und ein Backblech mit Backpapier auslegen.
2. Die Beeren waschen und trocken tupfen.
3. Die trockenen Zutaten in einer großen Rührschüssel miteinander mischen. Die Butter hinzufügen und zu einer ungleichmäßigen, krümeligen Masse verarbeiten. Dann die Buttermilch und das Vanilleextrakt einarbeiten, bis ein gleichmäßiger Teig entsteht. Danach vorsichtig die Beeren unterheben.
4. Den Teig auf eine gut bemehlte Fläche geben und mit den Händen zu einem Kreis mit ungefähr 18 cm Durchmesser formen. Diesen auf das mit Backpapier ausgelegte Backblech legen und den Kreis mit einem Teigschaber in 8 Stücke teilen. Die Stücke etwas auseinanderziehen, sodass gut 1 cm Abstand zwischen den einzelnen Stücken ist.
5. Auf der zweituntersten Schiene in den Backofen schieben und 15–20 Minuten goldbraun backen. Stäbchenprobe machen und ggf. weitere 5 Minuten backen.
6. Die Scones aus dem Ofen nehmen und auf einem Kuchengitter leicht abkühlen lassen.
7. In der Zwischenzeit die Glasur herstellen. Dazu den Erythrit-Puderzucker mit dem Haferdrink verrühren. Nach und nach mehr Haferdrink hinzufügen, bis die Glasur die gewünschte Konsistenz hat.
8. Den Guss über die Scones träufeln und am besten noch lauwarm servieren.

! Tipp Noch besser schmecken die Scones mit einem Kleks Frischkäse mit etwas Erythrit-Puderzucker und Zitronensaft angerührt.

Nährwerte pro Scone:
178 kcal, 7 g Fett, 26 g Kohlenhydrate, 2,75 g Eiweiß, 1,5 g Ballaststoffe

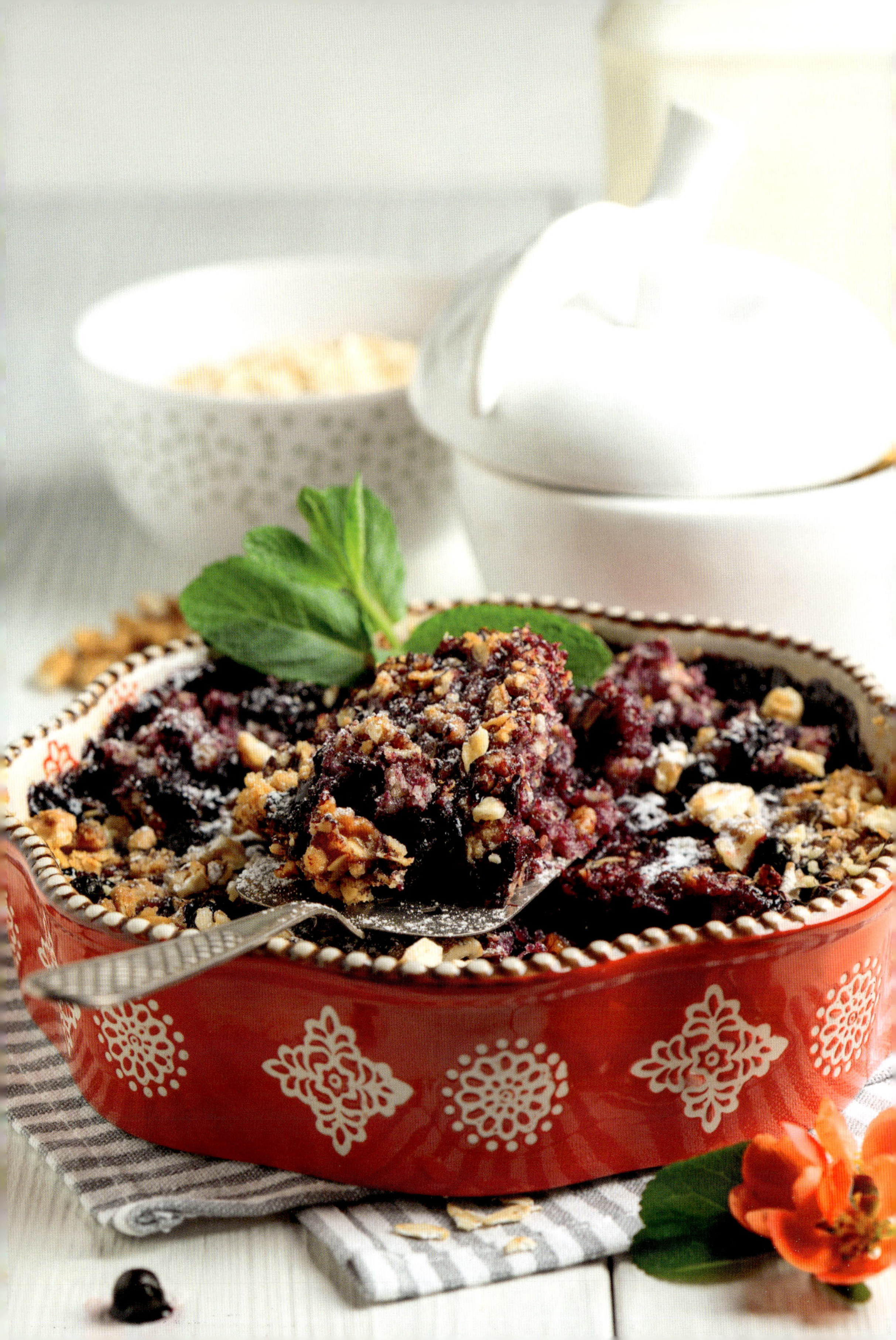

Beeriger Haferflockencrumble

Für 4 Portionen
Zubereitungszeit:
50 Minuten

Zutaten

Für die Beeren
- 300 g Heidelbeeren
- 300 g Brombeeren
- 1 TL Zitronenabrieb
- 3 EL Erythrit
- 1 Prise Zimt
- optional: etwas Zitronenmelisse

Für die Streusel
- 40 g Mandeln
- 40 g Kokosöl, flüssig
- 40 g Kokosmehl
- 60 g Haferflocken
- 40 g Erythrit
- 1 TL Zimt

Zubereitung

1. Den Backofen auf 180 °C Ober-/Unterhitze vorheizen und eine Auflaufform bereitstellen.
2. Die Heidelbeeren und Brombeeren waschen und gut abtropfen lassen. Die Beeren mit dem Zitronenabrieb, Erythrit und Zimt mischen und in die Auflaufform geben.
3. Für die Streusel die Mandeln grob hacken. Das Kokosöl mit den Mandeln, dem Kokosmehl, den Haferflocken, dem Erythrit und dem Zimt zu krümeligen Streuseln kneten. Die Streusel über die Früchte geben.
4. In den vorgeheizten Ofen schieben und ca. 25 Minuten backen, bis die Streusel goldgelb sind. Aus dem Ofen nehmen, mit etwas Melisse dekorieren und noch warm servieren.

Nährwerte pro Portion:
294 kcal, 19 g Fett, 27 g Kohlenhydrate, 8 g Eiweiß, 15 g Ballaststoffe

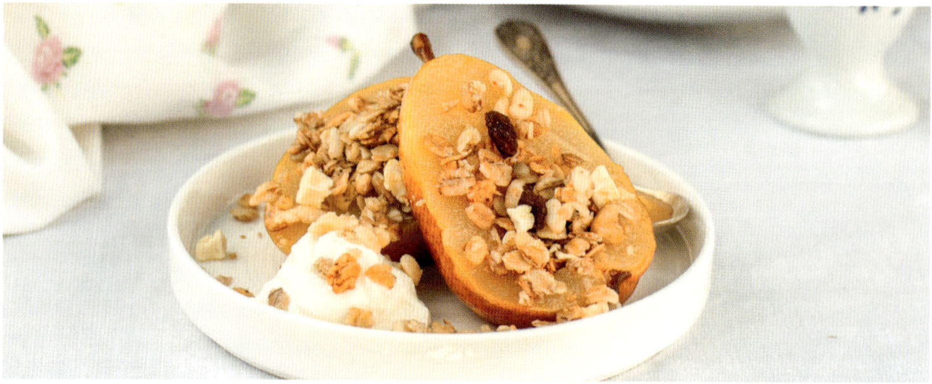

Gebackene Birnen mit Knuspercrunch

Für 2 Portionen
Zubereitungszeit:
35 Minuten

Zutaten

- 2 Birnen
- 1 Msp. Butter
- 1 EL Walnüsse
- 1 EL Haselnüsse
- 4 EL Haferflocken, kernig
- 1 EL Rosinen
- 1 EL Mandelmus
- 3 TL Honig
- ¼ TL Zimt
- 120 griechischer Joghurt, 0,1 % Fett

Zubereitung

1. Den Backofen auf 180 °C Ober-/Unterhitze vorheizen.
2. Die Birnen waschen, halbieren und das Kerngehäuse mit einem Löffel herausschaben. Eine Auflaufform mit der Butter einfetten und die Birnenhälften hineinlegen.
3. Die Walnüsse und Haselnüsse grob hacken. Die Nüsse mit den Haferflocken und Rosinen vermischen und dann das Mandelmus, 2 TL Honig und den Zimt darunterrühren.
4. Die Füllung auf den Birnen verteilen, die Auflaufform auf der zweiten Schiene von unten in den Ofen stellen und ca. 20 Minuten backen.
5. Anschließend die Birnen auf 2 Tellern verteilen, den Joghurt daneben anrichten und mit dem restlichen Honig beträufeln.

Nährwerte pro Portion:
395 kcal, 13 g Fett, 59 g Kohlenhydrate, 11 g Eiweiß, 9 g Ballaststoffe

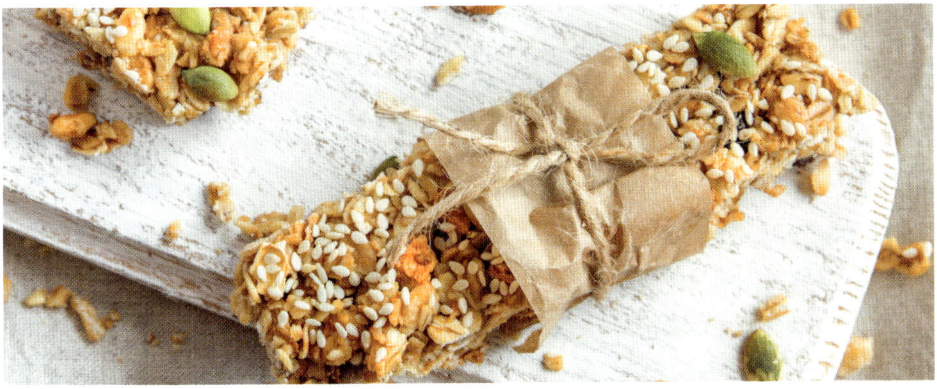

Haferriegel

Für 12 Riegel
Zubereitungszeit: 40 Minuten

Zutaten

- 3 reife Bananen
- 50 g Mandeln
- 50 g Rosinen
- 2 EL Kokosöl
- 200 g Haferflocken
- 50 g Sonnenblumenkerne
- 20 g weißer Sesam
- 30 g Kürbiskerne
- 1 Prise Salz
- 1 TL Honig

Zubereitung

1. Den Backofen auf 180 °C Ober-/Unterhitze vorheizen und ein eckige Backform (ca. 20 x 30 cm) mit Backpapier auslegen.
2. Die Bananen schälen und glatt pürieren.
3. Die Mandeln grob hacken. Die Rosinen etwas zerkleinern, falls sie sehr groß sind. Das Kokosöl erwärmen, sodass es flüssig wird.
4. Nun alle Zutaten gut miteinander mischen.
5. Die Müslimasse in die Form geben und glatt streichen. In den Ofen schieben und 15–20 Minuten backen, bis sie goldbraun ist. Dann herausnehmen und abkühlen lassen.
6. Wenn die Müsliriegelplatte abgekühlt und fest ist, diese auf ein Schneidebrett stürzen, das Backpapier abziehen und in 12 Riegel schneiden.

Nährwerte pro Riegel:
185 kcal, 8 g Fett, 21,5 g Kohlenhydrate, 6 g Eiweiß, 3,5 g Ballaststoffe

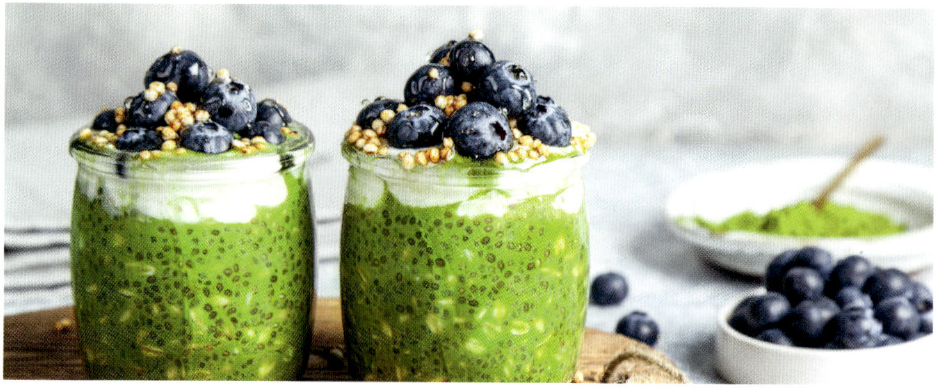

Chia-Haferpudding mit Blaubeeren

Für 2 Portionen
Zubereitungszeit:
15 Minuten + 3 Stunden Quellzeit

Zutaten

- 350 ml Haferdrink, ungesüßt
- 5 g Matcha-Teepulver
- 2 TL Honig
- ½ TL Zimt
- 40 g Chiasamen
- 40 g Haferflocken, blütenzart
- 100 g Heidelbeeren
- 50 g Haferjoghurt, natur, 2 % Fett
- 2 TL Amaranth, gepufft

Zubereitung

1. Den Haferdrink mit dem Matcha-Teepulver, 1 TL Honig und Zimt gut vermischen. Dann die Chiasamen und Haferflocken einrühren.
2. In zwei verschließbare Gläser geben und drei Stunden im Kühlschrank durchziehen lassen.
3. Kurz vor dem Servieren die Heidelbeeren waschen und trocken tupfen.
4. Den Joghurt auf dem Pudding verteilen, die Heidelbeeren daraufgeben und darauf den Amaranth streuen. Mit dem restlichen Honig beträufeln und servieren.

Nährwerte pro Portion:
345 kcal, 11,5 g Fett, 44,5 g Kohlenhydrate, 10,5 g Eiweiß, 12,5 g Ballaststoffe

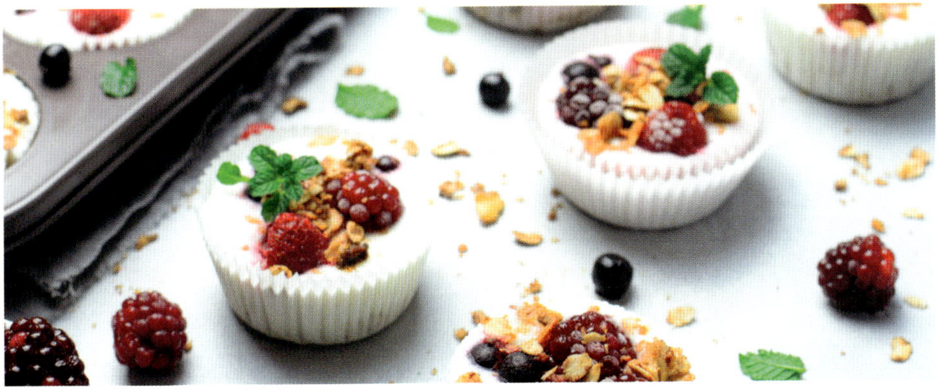

Frozen Joghurt-Törtchen mit Beeren und Granola

Für 12 Portionen
Zubereitungszeit:
20 Minuten + 6 Stunden Gefrierzeit

Zutaten

- 200 g gemischte Beeren, z. B. Himbeeren, Brombeeren, Heidelbeeren
- 1200 g griechischer Joghurt, 0,1 % Fett
- 4 TL Ahornsirup
- 1 TL Vanilleextrakt
- 6 EL Hafer-Granola (s. Rezept S. 111)

Zubereitung

1. Die Beeren waschen, putzen und ggf. klein schneiden.
2. Den Joghurt mit dem Ahornsirup und dem Vanilleextrakt mischen, dann 2 EL Granola untermischen.
3. Eine Muffinform mit 12 Papier Förmchen auslegen und die Joghurtmischung darin verteilen.
4. Die Beeren daraufgeben und leicht andrücken. Das restliche Hafer-Granola darüber streuen.
5. Die Form für 5–6 Stunden ins Gefrierfach stellen, danach herausnehmen, etwas antauen lassen und servieren.
6. Die Törtchen können entweder direkt verzehrt oder einzeln wieder eingefroren werden.

Nährwerte pro Portion:
89 kcal, 1,5 g Fett, 9,75 g Kohlenhydrate, 8 g Eiweiß, 1 g Ballaststoffe

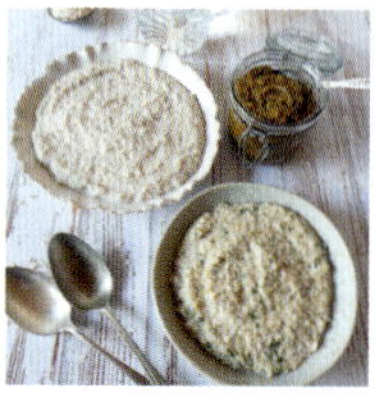

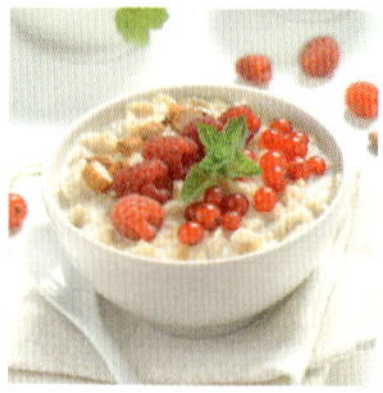

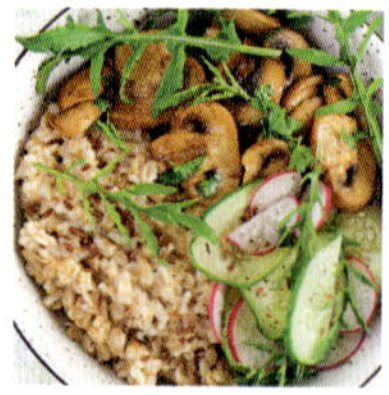

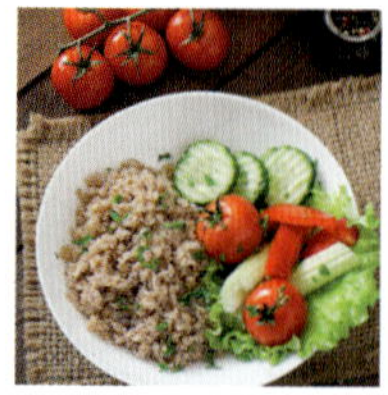

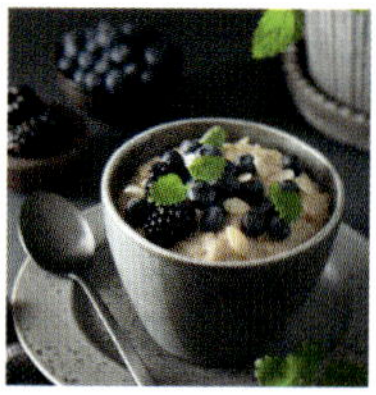

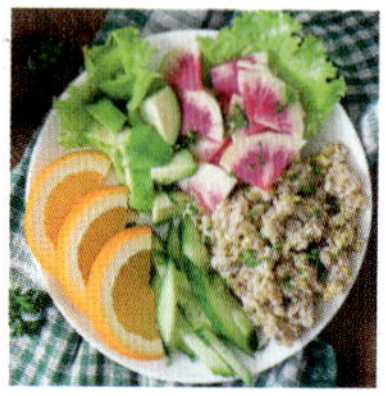

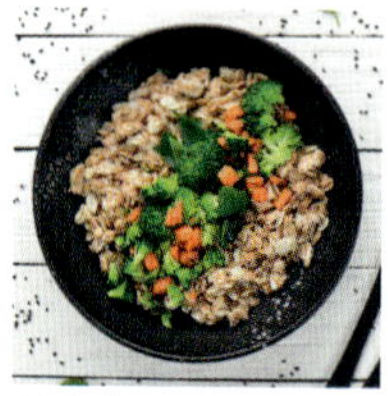

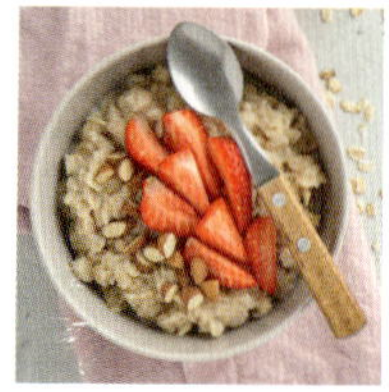

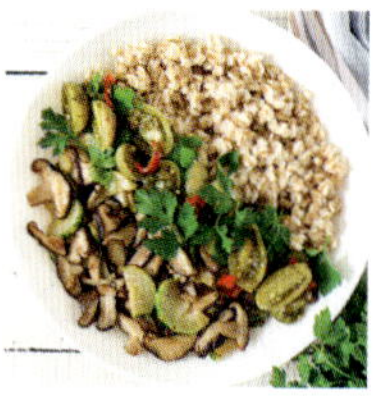

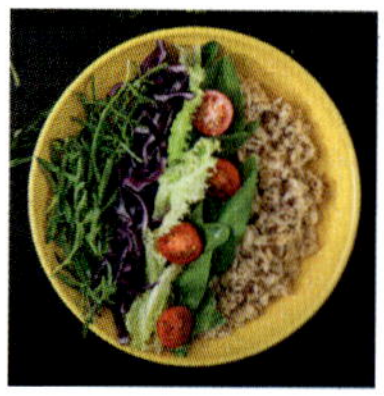

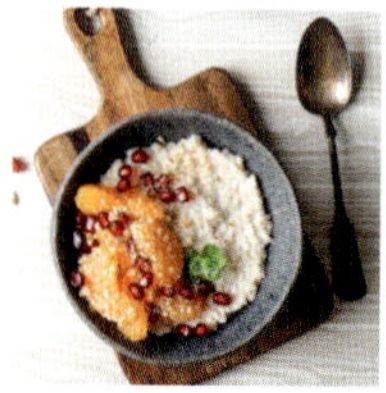

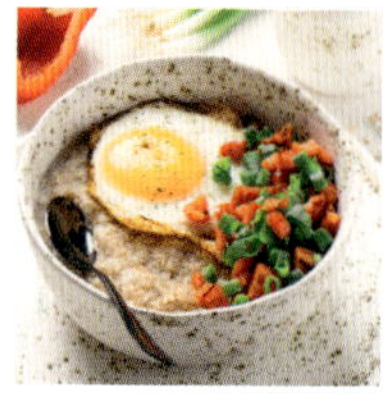

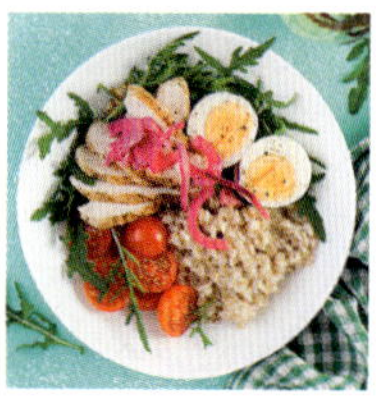

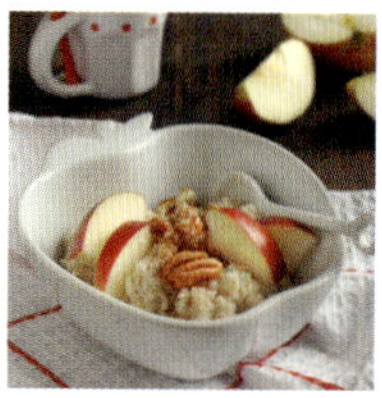

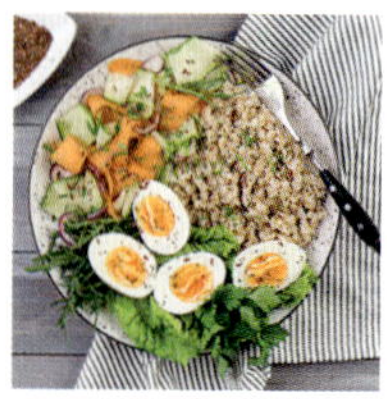

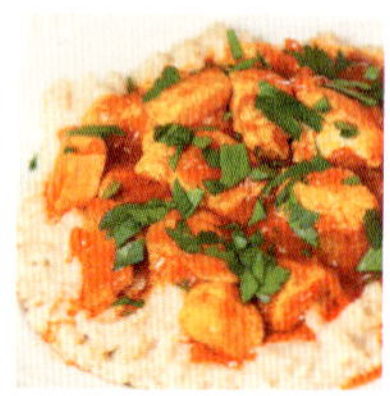

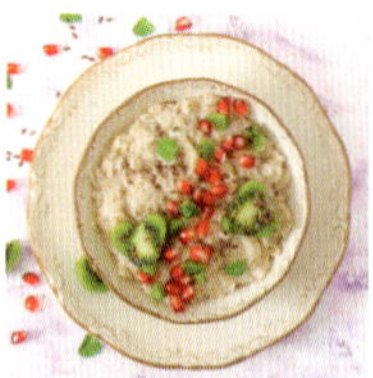

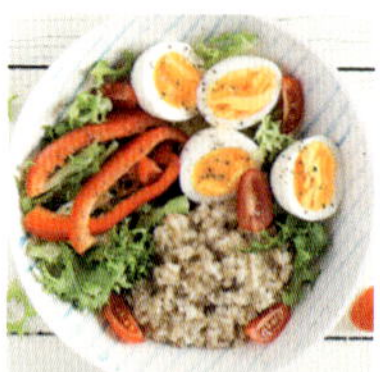

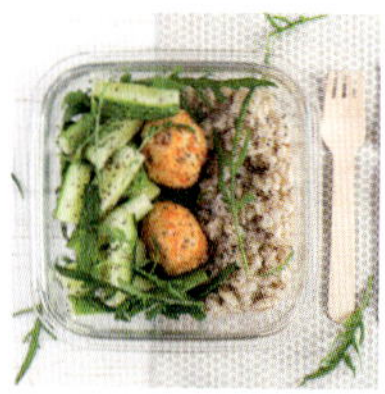

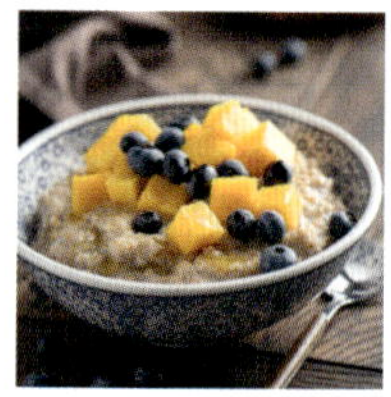

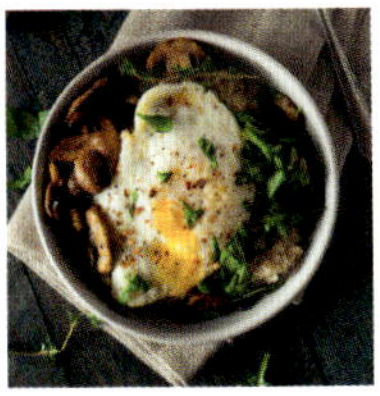
Haferbrei mit Champignons, Spinat und pochiertem Ei Seite 102

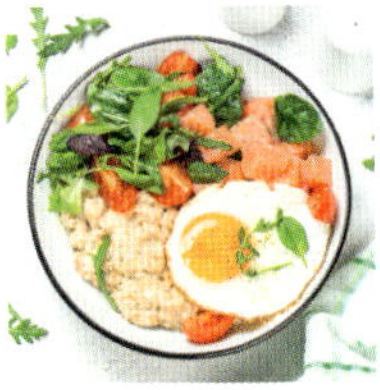
Haferbrei mit Lachs, Salat und Spiegelei Seite 105

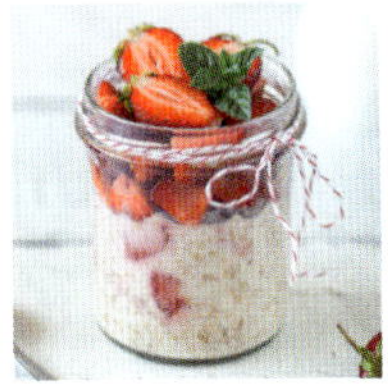
Overnight Oats mit Erdbeeren Seite 109

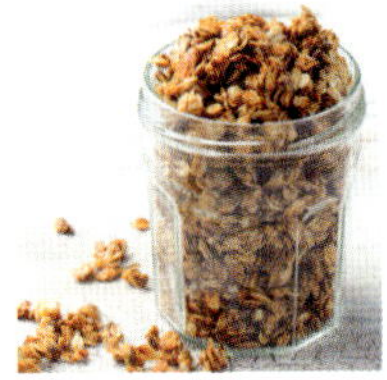
Hafer-Granola Seite 111

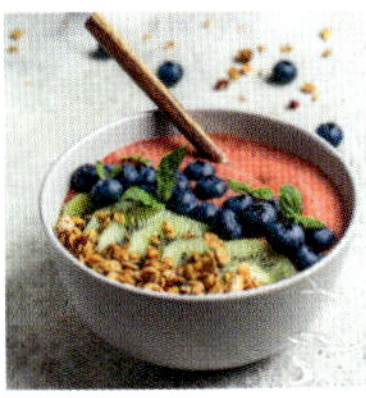
Smoothie-Bowl mit Granola und Früchten Seite 112

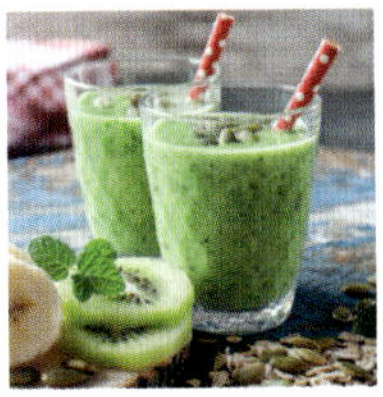
Grüner Frühstücks-Smoothie Seite 113

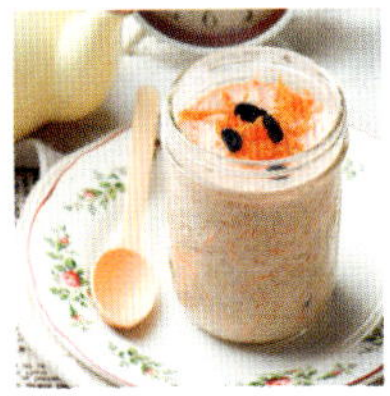
Overnight Oats mit Möhren Seite 114

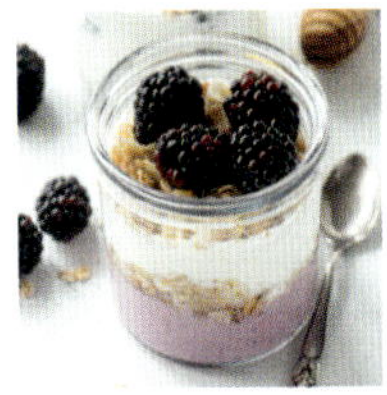
Brombeerjoghurt mit Haferflocken Seite 115

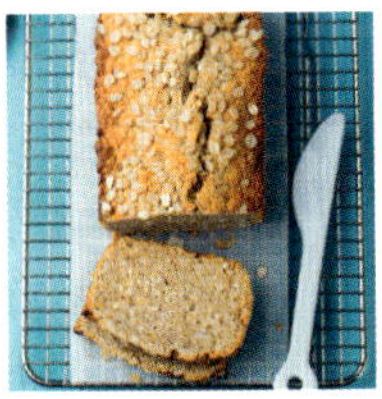
Haferbrot Seite 117

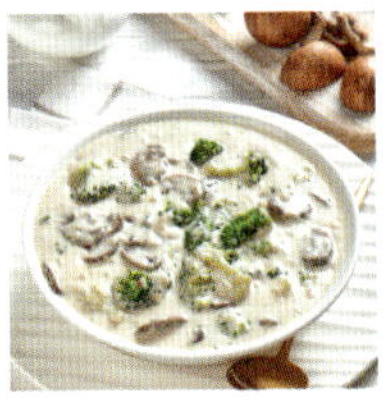
Brokkoli-Champignon-Suppe Seite 119

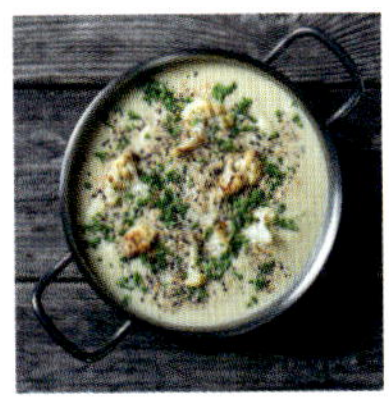
Blumenkohlsuppe mit Röst-Topping Seite 120

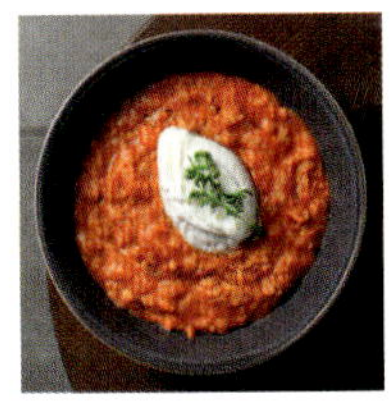
Tomaten-Hafersuppe mit pochiertem Ei Seite 122

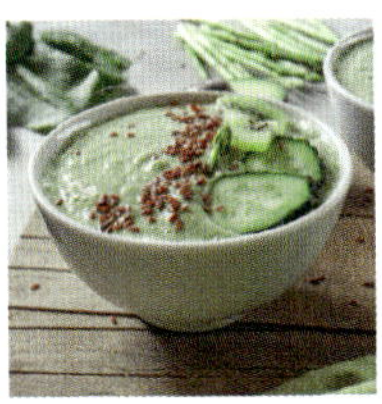
Kalte grüne Gemüsesuppe Seite 124

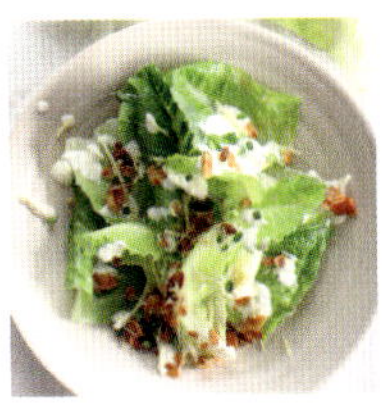
Caesar Salat mit Knusperhafer Seite 127

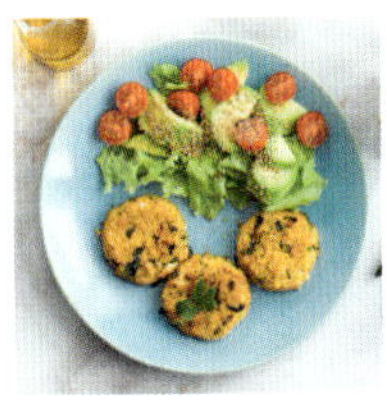
Bunter Salat mit Haferpuffern Seite 128

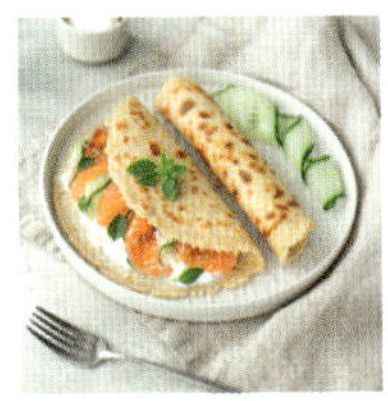
Hafer-Pfannkuchen mit Lachs Seite 131

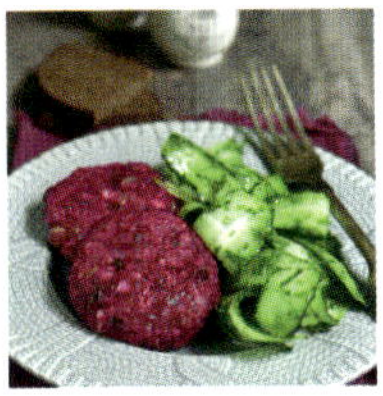
Rote-Bete-Hafer-Bratlinge mit Gurkensalat Seite 132

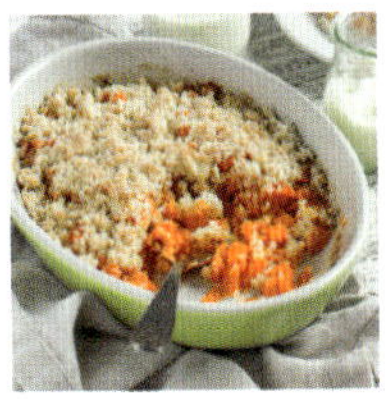
Kürbisauflauf mit Haferkruste Seite 135

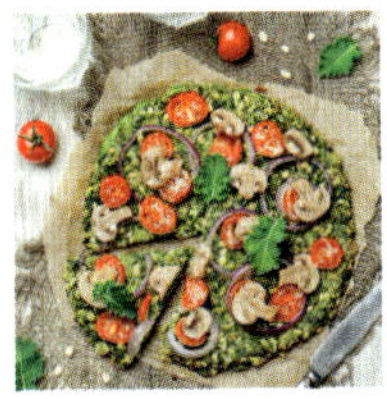
Grünkohl-Haferpizza Seite 137

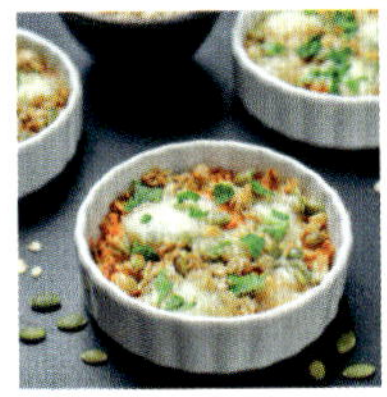
Paprika-Süßkartoffel-Haferauflauf Seite 139

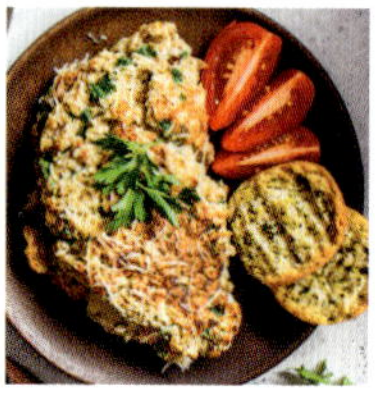

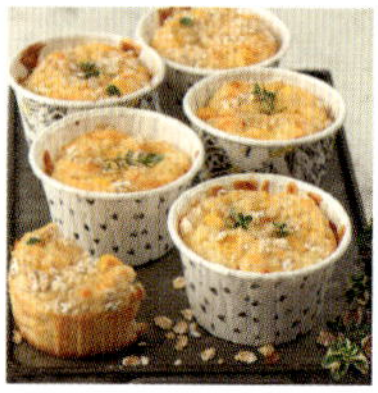

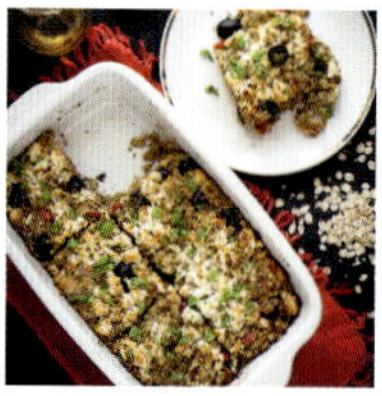

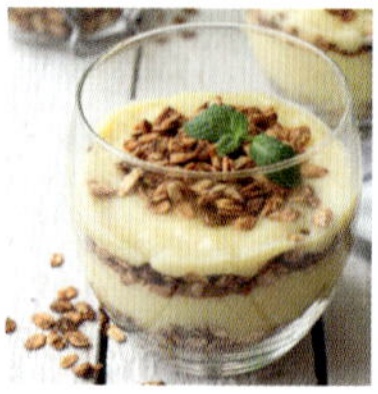

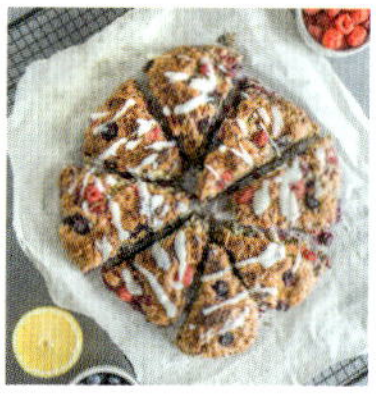

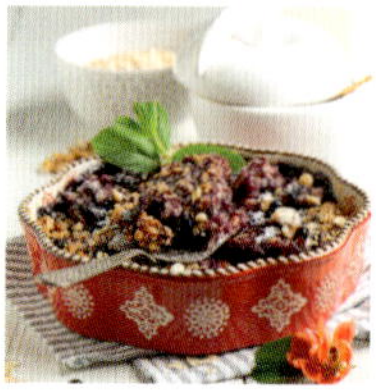

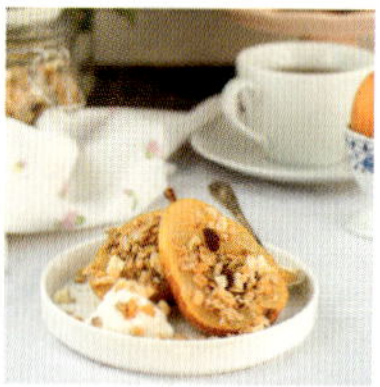

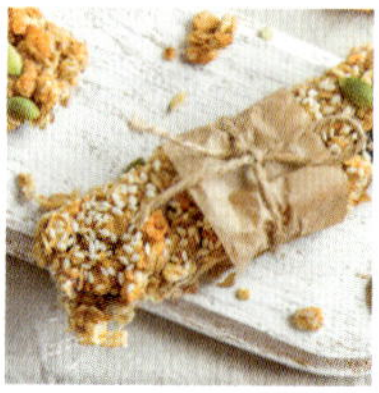

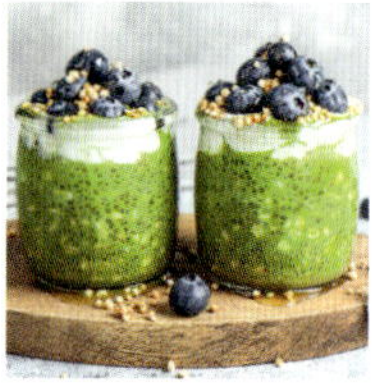

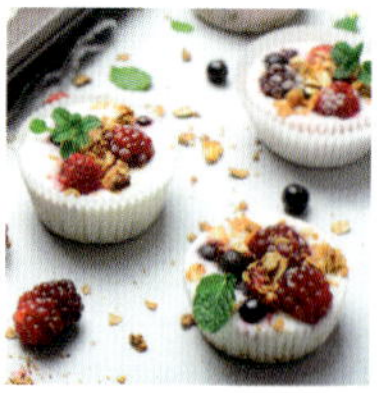

Simone Fischer

Simone Fischer M.A. hat Anglistik, Philosophie und Medienwissenschaft studiert und ist zertifizierte Ernährungsberaterin. Sie ist seit über 20 Jahren in der Verlagsbranche tätig und hat in dieser Zeit als Herausgeberin, Lektorin, Übersetzerin und Texterin zahllose Bücher veröffentlicht.

Da sich ihr Schwerpunkt aus privaten und beruflichen Gründen in den letzten Jahren zunehmend auf das Thema gesunde und heilsame Ernährung verlagert hat, konzentriert sich die Ernährungsberaterin aktuell vor allem auf Fragen dazu, wie man mit der richtigen Ernährung Krankheiten und Gesundheitsprobleme lindern, Übergewicht reduzieren und das allgemeine Wohlbefinden steigern kann.

Ihrer Autorenfeder entstammen zu den Themenbereichen gesunde Ernährung, Abnehmen, Vitamine & Mineralstoffe sowie natürliche Linderung von Gesundheitsproblemen mithilfe der Ernährung bereits über 20 Bücher.

Wolfgang Link

Der aus TV und Medien bekannte Low Carb-Koch Wolfgang Link stammt aus dem mittelfränkischen Neuendettelsau. Nach seiner Kochausbildung in einem feinen Hotel/Gasthof und einigen weiteren Stationen in der Gastronomie verschlug es den charismatischen Koch in die Business-Gastronomie eines internationalen Automobilzulieferers, wo er heute den Catering-Service an mehreren Standorten leitet. Aufgrund seiner Liebe zum Beruf folgten verschiedene Ausbildungen, etwa zum Diätkoch, zum Küchenmeister und zum technischen Betriebswirt. Ein Meilenstein seiner beruflichen Weiterentwicklung war die Ausbildung zum LOGI-Experten.

Sein inzwischen sehr umfangreiches Betätigungsfeld reicht von Vorträgen über Kochkurse in seiner eigenen »Genussschule«, Kochshows, Gastro-Beratungen sowie einen eigenen YouTube-Kanal bis hin zu regelmäßigen Fernsehauftritten im Bayerischen Fernsehen. Seiner Autorenfeder entstammen mittlerweile mehr als 20 Kochbücher, wovon einige Bestseller geworden sind.

Rechtlicher Hinweis:

Soweit in diesem Buch medizinische Empfehlungen und Dosierungen genannt werden, haben die Autoren größtmögliche Sorgfalt walten lassen. Die Informationen aus diesem Buch können dennoch keinesfalls eine ärztliche Behandlung ersetzen. Über die individuelle Therapie und den gegebenenfalls nötigen Medikamenteneinsatz kann nur in Abstimmung mit dem behandelnden Arzt entschieden werden.

Redaktion:	Schmieder-Media GmbH, Lünen
Gestaltung:	creative Vision, Lünen
Satz:	kw-unlimitedmedia
Fotografie:	shutterstock.com, Simone Fischer
Coverfoto:	shutterstock.com, stock.adobe.com
Umschlaggestaltung:	Maria Seidel, atelier-seidel.de kw-unlimitedmedia
Druck und Bindung:	COULEURS Print & More GmbH, Köln

Printed in the EU
ISBN: 978-3-8289-6550-8